O Tao da
Boa Forma Interior

*Muito Além de Esportes e Exercícios
para o seu Bem-Estar*

Muito Além de
Esportes e
Exercícios para o
seu Bem-Estar

O Tao da Boa Forma Interior

Jerry Lynch e
Chungliang Al Huang

Tradução de Dalva Agne Lynch

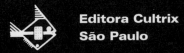

Editora Cultrix
São Paulo

Título do original:
Working Out, Working Within

Copyright © 1998 Jerry Lynch e Chungliang Al Huang.

Publicado mediante acordo com Jeremy P. Tarcher, Inc., uma divisão da Penguin Putnam Inc.

Todos os direitos reservados. Nenhuma parte deste livro pode ser reproduzida ou usada de qualquer forma ou por qualquer meio, eletrônico ou mecânico, inclusive fotocópias, gravações ou sistema de armazenamento em banco de dados, sem permissão por escrito, exceto nos casos de trechos curtos citados em resenhas críticas ou artigos de revistas.

O primeiro número à esquerda indica a edição, ou reedição, desta obra. A primeira dezena
à direita indica o ano em que esta edição, ou reedição, foi publicada.

Edição	Ano
1-2-3-4-5-6-7-8-9-10	00-01-02-03-04-05

Direitos de tradução para o Brasil
adquiridos com exclusividade pela
EDITORA CULTRIX LTDA.
Rua Dr. Mário Vicente, 374 — 04270-000 — São Paulo, SP
Fone: 272-1399 — Fax: 272-4770
E-mail: pensamento@cultrix.com.br
http://www.pensamento-cultrix.com.br
que se reserva a propriedade literária desta tradução.

Impresso em nossas oficinas gráficas.

Dedico este livro
ao atleta natural
que existe em cada um
de nós.

Para Jeremy Tarcher,
um homem de visão e integridade,
nossos sinceros agradecimentos.

Sumário

Introdução: Muito Além de Esportes e Exercícios 11

PARTE 1

Início: *Técnicas para o Cultivo do Talento Interior* 17

Aplicação da Sabedoria Antiga: A FILOSOFIA DO TAO 21
Observação da Respiração: MEDITAÇÃO COM UMA MENTE TAO 26
Registros Visuais: O QUE VOCÊ VÊ É O QUE VOCÊ RECEBE 31
Programação de Afirmação: O QUE VOCÊ DIZ VOCÊ FAZ 36

PARTE 2

Rumo ao Interior: *Início da Jornada de Cinco Estágios para a Boa Forma Interior* 41

ESTÁGIO 1
Um Salto sobre as Limitações para Descobrir a Dança 45

Enfrentando o Medo 49
A Mente que Pensa, a Mente que Julga 54

SUMÁRIO

O Poder da Afirmação "Eu Posso" 58
Renda-se ao Inalcançável 63
Esforço sem Esforço 67
O Deleite da Dança 71

ESTÁGIO 2
Acendendo a Chama do Ressurgimento Físico 77

O Poder da Paixão 81
Aceitação é Ação 86
Uma Promessa Sagrada 91
O Risco de Não se Arriscar 96
Projete o seu Qi 101
Vá mais Devagar, Chegue mais Cedo 106

ESTÁGIO 3
A Tocha da Possibilidade Ilimitada 111

Limites Ilimitados 115
A Exibição de uma Presença 120
A Sabedoria do Não-Excesso 125
Lanternas para Iluminar o Caminho 130
O que Você Vê é o que Você Tem 135
Pratique, Pratique, Pratique 140

ESTÁGIO 4
Como Tirar Proveito das Vitórias em Batalhas Interiores 145

Sem Precisar Ganhar, a Vitória é Sua 149
Perda é Lucro 154
A Arte de Buscar Juntos 158
Um só Coração, um só Objetivo 163
Resistência Gera Persistência 168
O Poder da Modéstia 173

ESTÁGIO 5
Um Mergulho no Fluxo da Consciência em Busca de Idéias 179

Quietude em Movimento 184
Nascer da Lua, Pôr-do-Sol 188
A Arte da Percepção do Jogo 193
Mantenha a Simplicidade 197
Coloque suas Palavras em Ação 201
Coopere com os Ritmos da Natureza 205

PARTE

Retorno ao Lar: Uma Reunião de Corpo, Mente e Espírito 209

A Jornada é Melhor do que a Pousada 213
A Dança com as Corças 216

Introdução

MUITO ALÉM DE ESPORTES E EXERCÍCIOS

Ao vencer a vigésima primeira Maratona da Cidade de Nova York, Douglas Wakiihuri, do Quênia, contou como estava descontraído ao flutuar sem esforço pelo percurso com dominante facilidade. Com uma simplicidade zen, ele falou a respeito da maratona como se fosse um solo sagrado, maduro com os frutos das verdades da vida. Quando jornalistas desportivos lhe perguntaram sobre os aspectos técnicos da prova, ou seja, quilometragem, níveis de condição física, estratégia de corrida e alimentação, ele salientou imediatamente quantas coisas mais uma jornada desse tipo merece; uma corrida assim tem muito mais a oferecer a cada um de nós.

Todos os esportes e exercícios merecem mais. Tradicionalmente, atletismo e boa forma física são campos de batalha contra o oponente, o relógio, o atingimento de metas e outras preocupações externas. *O Tao da Boa Forma Interior*, por outro lado, vê os esportes como uma arena de combates interiores, onde sua submissão ao atletismo e à boa forma não podem se separar da busca pelas verdades da vida; e a vida física dá um impulso ao nosso caminho espiritual quando encaramos de frente nossas preocupações com o medo, fadiga, fracasso, paciência, perseverança, coragem, confiança, ego, dúvidas sobre nós mesmos e uma multidão de outras coisas que afetam nosso crescimento como atletas e como pessoas. O que então observamos é como os esportes e os exercícios podem nos transportar para um novo nível de percepção que ultrapassa o jogo em si, a um lugar onde todos os nossos sucessos e realizações exteriores não passam de meros reflexos das vitórias interiores contra esses demônios.

Temos a oportunidade de nos tornarmos não só melhores atletas, mas também pessoas melhores. Há uma história meio triste a respeito de um jogador de futebol americano que ficara seriamente ferido durante um jogo do campeonato. Uma mulher, assistindo ao jogo na TV, quando o atleta estava sendo carregado para fora do campo, vira-se para o marido e diz: "Espero que esse acidente o transforme numa pessoa melhor."

É verdade. Nós, muitas vezes, somos transformados em pessoas melhores devido a infortúnios no atletismo. Você verá, por exemplo, como uma lesão contraída na prática de esportes é uma oportunidade para crescimento interior, dando-lhe uma chance de fazer uma parada para refletir e valorizar o que possui. Lembre-se de que, em chinês, a palavra crise significa tanto perigo quanto oportunidade.

Ainda que as metas tradicionais do esporte e da boa forma proporcionem muita satisfação e realização, muitas pessoas estão começando a sentir que há algo muito mais amplo e profundo a ser experimentado do que apenas recompensas exteriores, algo que também poderia nos dar, por todo esse esforço físico, muito mais entusiasmo e contentamento.

O Tao da Boa Forma Interior é uma nova abordagem que vê a atividade física como uma maneira de restaurar a unificação total consigo mesmo e criar harmonia entre o corpo, a mente e o espírito; segundo essa noção, o exercício se torna o meio de experimentar um potencial maior do que a própria destreza física. Nós (Jerry e Chungliang) notamos essa necessidade de integrar corpo, mente e espírito na vida diária, a partir do extenso trabalho que fizemos junto a atletas, artistas e entusiastas da boa forma física, que vêem o primeiro livro que escrevemos juntos, *Thinking Body, Dancing Mind*, como apoio a esse tipo de pensamento. Eles nos contam que sua satisfação nos esportes e nos exercícios está diretamente ligada a essa sintonização de corpo, mente e espírito, um estado a que os japoneses se referem como "Satori". Esses estudantes expressam um forte desejo de levar o esporte e a boa forma até esse nível, a uma dimensão mais elevada tanto de satisfação física quanto de crescimento pessoal. Eles nos ensinam que estão buscando uma satisfação maior com a vida física e uma percepção pessoal mais profunda, uma celebração do fato de estar completamente vivo, saudável e bem; fazem alusão não apenas à revolução física que está ocorrendo, mas também a uma revolução espiritual que oferece, pela experiência física, uma profunda conexão com a vida, vinda da alma. Até agora, essa revolução espiritual esteve bastante separada de sua contrapartida física. Parece que estamos animados e prontos para integrar nossos exercícios físicos com os exercícios interiores de nossa mente e alma, a fim de triunfar no maior jogo que existe — o jogo da vida.

As pessoas agora estão começando a buscar modos de reestruturar seus pontos de vista, atitudes e crenças a respeito dos esportes, exercícios e boa forma física. Essa nova mudança de consciência contribui para que esportes e exercícios sejam vistos como arenas não apenas da exploração de potenciais atléticos e crescimento físico, mas também de aceitação dos desafios interiores, nos quais o oponente é você mesmo e a recompensa é profundamente particular e pessoal.

Um atleta que seguidamente demonstrou essa nova consciência nos esportes é Mark Allen, triatleta profissional, lendário ícone e seis vezes campeão do Ironman havaiano. Na sua última corrida antes de se aposentar, o "Rei de Kona" viu-se atrás dos calcanhares do líder, a uns treze minutos quase intransponíveis do estágio final do acontecimento. A idéia de vencer parecia distante e inútil. Ainda assim, ele não desistiu. A corrida se transformou numa profunda experiência espiritual, cujo desafio era totalmente interior. No que muitos consideram como a maior reviravolta da história do triatlo, Allen ultrapassou Tom Hellriegel quase dois quilômetros antes da linha de chegada, vencendo seu sexto Ironman. De acordo com o vencedor, fazer com que isso acontecesse requereu tudo o que ele tinha, física, emocional e espiritualmente. Ele fala a respeito de como cada simples corrida tem algo a nos ensinar e de como se começa a vencer, então, em um nível mais profundo. Sendo, talvez, o mais duro de todos os triatletas que já existiram, Allen fala de esporte como se fosse uma jornada espiritual, dizendo: "A corrida é muito real; é só você contra si mesmo... uma experiência muito pura, muito enriquecedora." Precisamos reconhecer que, assim como Allen, todos nós somos seres espirituais, tendo experiências físicas nas quais nosso corpo é o templo, ou o lar, de nosso ser interior mais profundo.

Para nos ajudar a atingir esse nível, apresentamos este livro como um manual prático e experiente para qualquer um que esteja envolvido com boa forma, exercícios, movimento e esportes, e que gostaria de descobrir novas maneiras de obter mais resultados de uma vida física e, também, de lidar com a vida de um modo mais eficaz. Neste livro, trazemos uma mistura poderosa de filosofia oriental e psicologia ocidental. Lynch, um antigo campeão nacional, treinador e psicólogo esportivo, é um ávido estudante do Tao, com doutorado em psicologia. Huang é um perito no campo de filosofia taoísta chinesa, com mestrado em Tai Ji. Juntos e pelo livro todo, integramos nossa rica bagagem profissional com o propósito de facilitar tanto a boa forma física quanto a interior, usando os antigos ensinamentos e preceitos do Tao, combinados com os princípios de psicologia esportiva.

Como exemplo deste novo paradigma da boa forma física, considere o fato de que, ao exercitar o corpo de modo a sentir-se bem, você está levantando o seu ânimo; quando o corpo está bem-condicionado, você se sente inteiramente bem. Eis um livro que ajudará você a ter mais satisfação e prazer enquanto se exercita, e mostrará a você como utilizar esportes e atividades de condicionamento físico como poderosos catalisadores, a fim de aprender as antigas verdades da vida — lições sobre criticismo, paciência, domínio, autoconfiança, diligência, crise, perda, lealdade e muitas outras. Isso se torna possível porque, quando você está fisicamente estimulado — seja por esporte, exercícios, artes marciais, dança ou outra forma de condicionamento físico — caminhos para o seu eu emocional profundo, assim como para os profundos centros de criatividade e pensamento, começam a se abrir. Nesse estado da mente e do corpo, você se torna mais receptivo ao crescimento pessoal e à mudança; fica mais disposto a aceitar o que agora vê como verdade, enquanto antes, talvez, estivesse na defensiva e cauteloso.

O Tao da Boa Forma Interior também poderá ajudá-lo a usar o esporte e a boa forma física para se interiorizar, ficando longe de resultados e escores, e começando realmente a conhecer a si mesmo, a testar seus limites e a descobrir o quanto você vale, enquanto se torna física e espiritualmente bem-preparado para o jogo da vida. Você começará a passar por mudanças interiores quando aprender a identificar seus ritmos pessoais e a exercitar-se ao som do seu próprio ritmo e velocidade, a fim de obter um nível mais elevado e satisfatório de participação.

Este livro pode ajudá-lo a permanecer calmo e descontraído durante os exercícios e a sentir mais vitalidade, energia, fluidez e espontaneidade em seus programas físicos. Você também será capaz de enfrentar os exercícios muito mais facilmente, enquanto experimenta o benefício universal de estar internamente bem-preparado. Mais diversão está à sua espera, à medida que você recupera as qualidades mais profundas de animação, curiosidade, admiração e entusiasmo pelos esportes e pelos exercícios.

Todos os que participam de esportes e atividades para conseguir uma boa forma física, precisam seguir o seu próprio ritmo. Tudo deve ser feito na hora certa; você precisa seguir o seu coração e o seu senso intuitivo. Quando o fruto amadurece, você não precisa convencê-lo a cair da árvore. Com o tempo, acreditamos que a maioria de nós procurará seguir em frente com o programa de boa forma física, buscando realização interior, assim como também alcançar o nível seguinte. Este é um processo que não se submete a limites demográficos; todos os níveis de capacidade e todas as faixas etárias estão convidados a empreender esta jornada, não importa qual o esporte ou a atividade física que se escolha. Nesse sentido, este livro foi escrito para todos aqueles que praticam (ou gostariam de praticar) uma atividade física regular, seja um atleta profissional ou amador, um campeão nacional, olímpico, um dançarino, praticante de artes marciais, guerreiro de fim de semana, fanático pela boa forma ou neófito (alguém que gostaria de iniciar um estilo de vida de boa forma física total). Nós o planejamos também para todos os treinadores, professores, instrutores, diretores de atletismo e profissionais da medicina desportiva. Ele nos ajudará não apenas a criar um novo estado mental, mas também um novo estado de espírito, para que possamos dominar o jogo maior da vida. Afinal de contas, esporte é uma boa metáfora da vida, quando ela mesma se transforma em diversão.

COMO UTILIZAR ESTE LIVRO

  O Tao da Boa Forma Interior é um livro muito fácil de ser utilizado. Na introdução, estabelecemos o clima para a mudança de paradigma, mudança essa que fará com que você veja além das atitudes tradicionais em relação a esportes e exercícios, nos quais a atividade física pode ser experimentada como um instrumento para a transformação pessoal no caminho da boa forma interior. Uma vez sintonizado com essa mudança de consciência, você estará pronto para começar essa emocionante jornada, aprendendo as quatro técnicas básicas que irão facilitar o seu movimento interior. Essas técnicas são o material de construção — as pedras angulares — que constituem a fundação sobre a qual você construirá seu programa de exercício físico e interior. Na seção Início, a antiga filosofia chinesa do Tao, base de todas as mudanças de atitude e técnicas de reestruturação cognitiva utilizadas na sua jornada, será apresentada a você. Fique familiarizado com a Parte 1 antes de tentar usar o material seguinte. Ela é um pré-requisito para o sucesso na jornada da boa forma interior.
  Uma vez que você tenha um entendimento completo dessas técnicas básicas, estará pronto para a Parte 2. Essa seção apresenta os cinco estágios da boa forma interior e exterior, e mostra como você pode aplicar livremente essas ferramentas quando for apropriado. Nós o guiaremos em cada estágio para que você não se desvie pelo caminho.
  A esta altura, talvez você esteja se perguntando como progredir nos estágios: direto até o fim, ou pulando de um para o outro? Há uma seqüência lógica na estruturação dos estágios. Acreditamos que seja necessário ultrapassar as limitações que você impôs a si mesmo, antes de poder dar início ao processo de ressurgimento físico. Uma vez começado o seu programa físico, você estará numa posição melhor para perceber que as possibilidades de boa forma físico-espiritual são, na verdade, ilimitadas. Daí em diante, você estará mais bem equipado para ir mais fundo interiormente e encarar os demônios interiores mais difíceis, tais como perda, oponentes, ego e o abandono da necessidade premente de vencer. Tendo passado pelos quatro estágios anteriores, você está, enfim, pronto para usar sua vida física como uma meditação, um modo de desenvolver quietude em movimento e de entregar-se ao seu eu criador. É aqui que você junta todas as partes e "põe em prática as suas palavras", cooperando com os ritmos naturais do eu e de tudo o que o rodeia. Sugerimos que, ao iniciar, você leia cada coisa na ordem de ocorrência, como etapas do percurso. Metaforicamente

falando, você não tentaria correr seis quilômetros antes de poder agüentar três.

Uma vez terminada a seqüência de estágios, sugerimos que você utilize periodicamente o livro, dando uma olhada, sem importar a ordem, e selecionando aqueles assuntos ou capítulos que são de maior interesse para você no momento. Deste modo, o livro se torna um companheiro íntimo, sempre por perto para ajudá-lo no momento necessário. Sugerimos que você o mantenha ao lado da cama, para ler antes de dormir, ou dentro de sua sacola de exercícios, para poder consultá-lo antes da atividade física. Já que você desenvolveu, com a exposição inicial do livro, uma sólida fundação, pode agora ser criativo e introduzir tópicos do modo que achar melhor; abra o livro ao acaso, leia o trecho curto que aparecer, e medite sobre ele, enquanto mergulha na terra dos sonhos ou faz sua caminhada diária, corre, ou pratica algum outro tipo de exercício. Enquanto está se exercitando ou praticando algum esporte, a leitura de um capítulo qualquer pode servir como PDD — pensamento do dia — guiando-o para dentro, para reflexões espirituais, durante seu programa de esportes ou exercícios.

Finalmente, a Parte 3 serve como uma metáfora pessoal para encorajá-lo a "sair" por si mesmo, descobrindo a sua conexão corpo-mente-espírito. Talvez você queira anotar a sua metáfora, como pedra mágica que lhe permita entrar, sempre que quiser, em contato com o seu sentimento pessoal daquele encontro físico do tipo espiritual.

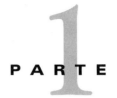

PARTE 1

Início

*Técnicas para
o Cultivo do
Talento Interior*

Nesta primeira etapa da jornada, gostaríamos que você se concentrasse em cultivar suas inclinações inerentes e naturais para a boa forma interior. Utilizamos o conceito "talento interior" porque, como qualquer outro talento, ele é uma dádiva com a qual você foi naturalmente dotado, uma habilidade que, uma vez alimentada e encorajada, desabrochará no seu potencial completo.

Para ajudar nesse processo de cultivo, oferecemos a você os quatro capítulos que se seguem, os quais contêm ferramentas e estratégias que o ajudarão a experimentar uma profunda boa forma interior por meio da atividade física. Como acontece com qualquer programa de boa forma, é melhor ter o equipamento e os acessórios apropriados. Essas técnicas farão com que você fique mais bem equipado, dando-lhe os tijolos necessários para a construção de cada um dos cinco estágios da jornada do Tao da Boa Forma.

Aplicação da Sabedoria Antiga

A FILOSOFIA DO TAO

Traduzido com mais freqüência do que qualquer outro livro, com exceção da Bíblia, o *Tao Te Ching* por séculos tem sido utilizado amplamente como fonte de força espiritual. Voltando a pessoa para o interior, o Tao ajuda você a reconhecer e entrar em sintonia com o seu ritmo e andamento pessoal; ao fazer isso, você traz mais satisfação e alegria para si mesmo e para o seu mundo.

O símbolo da caligrafia chinesa para Tao é composto de uma cabeça, que significa sabedoria, e um pé, que significa caminhar; traduzido literalmente quer dizer andar no caminho da sabedoria. Esse caminho da sabedoria produz mudança de atitude e de consciência, pela reestruturação do seu ponto de vista no que se refere aos conceitos das coisas. Auxilia-o a ver quadros mais amplos da natureza e a combinar-se com os mesmos. Por exemplo, ao mudar suas atitudes, você começa a ir além do fracasso para a oportunidade, além da competição para a cooperação, além da vitória como objetivo, para uma jornada.

Ainda que seja impossível definir o inefável Tao em termos ocidentais, o conceito de Tao já se tornou, a esta altura, universalmente aceito e conhecido como um modo sensato de cooperação entre os seres humanos e o curso da natureza. Tao significa o modo da verdade natural e encoraja a que se preste atenção ao modo como funciona a natureza, agindo, então, de acordo com isso. Lao-Tzu, o sábio mítico da antiga China, geralmente reconhecido como o supremo mestre do Tao, pediu que emulássemos o Tao utilizando a forte metáfora dos desenhos fluentes da água na nossa vida diária. O Tao é, como a água, o caminho da menor resistência. Alan Watts, que culminou sua brilhante carreira como o mais lúcido intérprete de Zen e Tao, escolheu *Tao: The Watercourse Way* (*Tao: O Curso do Rio*) como título de seu último livro, seguindo assim as pegadas dos ensinamentos de Lao-Tzu.

Tao Te Ching, o clássico taoísta de 2.500 anos, com apenas 5 mil palavras chinesas em 81 versos poéticos, continua a nos desafiar com uma grande variedade de interpretações aplicáveis ao sucesso e à realização, em todas as áreas da vida. Neste livro, utilizamos os antigos preceitos e ensinamentos do Tao para ajudá-lo a desenvolver sua boa forma interior, com a prática de esportes e exercícios. Seguem-se alguns dos conceitos mais essenciais do Tao que utilizaremos no livro, para facilitar a reestruturação das idéias e padrões de pensamento tradicionais mais limitados em relação à atividade física.

1. *Tze Jan:* Espontaneidade

Essas duas palavras chinesas se traduzem, literalmente, como "O Eu Naturalmente Assim", ou ser o seu próprio espontâneo e autêntico eu. Por meio de esportes e exercícios, você aprende a cultivar saúde e bem-estar, enquanto mergulha mais fundo na autodescoberta, de quem você é e do que é feito, de modo a poder crescer espiritualmente. A boa forma interior fica aparente quando você volta a captar o "romance" com a espontaneidade de sua verdadeira natureza. Com o Tao, esportes e exercícios fazem com que você olhe para dentro de si mesmo e se torne um com o seu eu natural, ao aprender a transcender com espontaneidade sua separatividade na visão unificante de corpo, espírito e mente.

2. *Wu Wei:* Não-interferência

Temos aqui o princípio do comportamento cooperativo máximo com o modo da natureza, o princípio da ação harmoniosa. Wu Wei pode ser interpretado como um combinar-se espontâneo com as circunstâncias, sem a imposição artificial da vontade. O ciclista do Tao trabalha junto com o vento, projetando-se atrás de um integrante do time; o montanhista se recusa a "conquistar" a montanha e escolhe, em vez disso, misturar-se com seus contornos e ondulações. Você descobrirá que ganha sabedoria seguindo os caminhos da natureza, em vez de opor-se egoisticamente a ela. Quando você aprende a cooperar com o modo como as coisas são, em vez de insistir em controlar ou manipular as situações de acordo com seus desejos particulares, você começa a sentir a fluidez e a flexibilidade que há na sua atividade física, e os efeitos dessa corrente em todas as áreas da sua vida.

Preste atenção, por exemplo, no que lhe acontece, em um nível espiritual, quando você flui com a fadiga e o fracasso, em vez de lutar contra eles. Abrace esses demônios como sendo auxiliares necessários para conquistar, física e emocionalmente, novos territórios. Com esse modo de pensar, um ferimento se torna um mensageiro, anunciando que é preciso haver mudança e reflexão. Wu Wei é verdadeiramente a maneira e o tipo de vida de alguém que segue o Tao, o caminho da menor resistência em tudo o que se faz.

3. *Tai Ji*: Quietude em Movimento/Movimento em Quietude
"Tai" é a centralização e expansão do eu. "Ji" é a prática da aquiescência interior e a focalização ao agir e mover-se exteriormente, na vida diária. Com Tai Ji, aprende-se uma nova maneira de ser, inteiramente em contato com o poder interior, ao exercitar-se exteriormente. Tai Ji é a filosofia de viver de acordo com o Tao. Nos esportes, e em todas as formas de exercício, você sente a quietude em movimento, e mantém o impulso, quando encontra repouso.

4. *Yin Yang*: Equilíbrio de Polaridade
O Tao nos ensina que a vida se compõe do equilíbrio de opostos — dois pólos, integrados num único conceito. A mente ocidental é treinada desde o nascimento a ser dualista, confortável em meio à distinção: está-se em boa forma, ou não; é-se vencedor ou perdedor; lento ou rápido; fraco ou forte; flexível ou inflexível. O Tao não faz uma separação entre essas polaridades; em vez disso, neutraliza-as numa única unidade. Esse mistério paradoxal ajuda a que possamos desenvolver mais força, satisfação e níveis mais elevados de participação em esportes e exercícios.

Se você, por exemplo, é Yang demais, orientado em demasia para resultados ou efeitos, pode se tornar nervoso, tenso, ansioso e estressado. Isso leva a erros, contratempos e até a doença e ferimentos, já que você se recusa a dar ouvidos ao que a natureza está lhe dizendo. Se você é demasiado Yin, passivo ou autoconsciente demais, pode se tornar tímido e sem afirmação. Isso pode ter como conseqüência ser hesitante e irrealizado, não podendo atingir os vastos limites do seu potencial.

Quando você integra essas forças aparentemente conflitantes, sente o equilíbrio das correntes Yin e Yang, o que manterá você em sintonia e harmonia com o modo natural e verdadeiro dos esportes e dos exercícios. Com isso, você aprende a desenvolver o compasso certo e fica mais disposto a deixar que o "jogo" vá até você, a deixar que ele evolva a seu próprio passo e ritmo. Nessa conscientização, há lugar tanto para agressão quanto para passividade, para velocidade e lentidão. O atleta natural do Tao compreende essa necessidade de equilíbrio e utiliza-a para sua vantagem.

5. *I Pien*: Mudança e Transformação
I Pien nos ensina a estar em sintonia com o ritmo universal da natureza que se renova de um modo cíclico: vamos do dia para a noite, do

inverno para a primavera; as folhas vêm, as folhas vão. Ignorar esses ciclos produz desvios surpreendentes, os quais, muitas vezes, desequilibram a natureza. De acordo com o Tao, na natureza todas as coisas se movimentam de uma forma consistente, retornando sempre ao seu início. Só se precisa prestar atenção aos ciclos e agir em harmonia com eles.

Assim como a natureza, você também possui ciclos. Segui-los mantém você em sintonia com o Tao. Em programas de esportes e exercícios, você fica consciente de seus altos e baixos num dia, numa semana, num mês ou num ano, durante os quais sua energia oscila naturalmente. Você aprende, de acordo com o Tao, a se divertir e viver de uma maneira mais criativa e produtiva, aceitando e se ajustando a esses períodos de mudança.

6. *Yung Qi*: A Energia Vital

Além de seu próprio sopro, Yung Chi é parte de nossa força e energia vital, sempre em expansão. Tudo à nossa volta possui Chi, a energia à qual você se liga, ao aprender a expandir o que julga ser os seus limites, e se conectar com as fronteiras exteriores de seu grande potencial. Qi está acima e além, quando nos esforçamos para atingir o céu, a fim de canalizar a energia vital; preste atenção como cada flor e cada folhagem se volta para o Sol e para a luz. Há Qi de vibrações tanto físicas quanto atmosféricas no nosso meio ambiente, incluindo nossos sentimentos emocionais e psicológicos e a percepção de outras forças humanas ao nosso redor. E, já que assim em cima como embaixo, aprendemos a nos ligar com a força da terra embaixo, nossos pés ligados à vitalidade da vida, penetrando profundamente em nossas raízes.

Ao praticar seu esporte, ao fazer seu exercício, aprenda a cultivar, conservar e manter fluindo o seu Qi interior e exterior. Preste atenção à circulação do Qi dentro do seu corpo; os taoístas chineses chamavam essa meditação interior de "Circulação da Luz Dourada". Focalize-se na extensão e conexão com o poderoso campo de energia à sua volta, criadas pelo seu Qi que flui para fora.

7. *Te*: Poder Pessoal

Te é a expressão do Tao nos esportes e exercícios, bem como na vida; em chinês, Te significa poder pessoal. Quando você desenvolve Te, é possível desenvolver seu potencial maior. Te se desenvolve quando você vê os atrasos e os fracassos como forças e oportunidades de aprendizado; quando você pára de tentar e simplesmente tem a coragem de "fazer" sua vida física; quando você permanece no momento e põe de lado os resultados e as conseqüências; quando você pára de ser autocrítico e apenas aceita o eu natural verdadeiro; quando você mostra coragem e integridade pessoal com o risco de ser diferente; quando você busca a conexão espiritual em tudo o que faz, e se sintoniza com a alegria e diversão da vida. E, como acontece com todo paradoxo chinês, você atinge o seu Te ou poder máximo quando não está buscando poder algum; o processo de busca é que o cansa. É melhor agir com entusiasmo e não se preocupar demais com o que acontece.

Te é também o milagre natural de apenas ser natural, como no desabrochar de uma planta. Em seres humanos, há a formação de olhos e ouvidos, a circulação do sangue e a reticulação dos nervos, todos os quais acontecendo sem direção consciente. Ao voltarmo-nos para dentro, para o milagre do corpo humano, com toda a sua perfeição natural, podemos conduzir nosso poder pessoal sem esforço.

O ideograma do Te quer dizer seguir a unidade da mente do coração e a mente do olho (Xing). No fundo, Te é poder pessoal exercido sem o uso da força e sem interferência ilícita, de acordo com a sabedoria taoísta de Tze Jan e Wu Wei.

8. *Feng Liu*: O Sopro do Vento da Graça

Descreve-se o Tao, muitas vezes, como sendo o Caminho do Curso d'Água, ou seguir o caminho do soprar do vento. Em contraste com a luta autoconsciente da maioria das pessoas, os seguidores do Tao nadam naturalmente corrente acima e pegam o vento, desfrutando a arte de velejar, em vez de remar e empurrar o barco contra a corrente. Admira-se o estilo gracioso de uma pessoa alegre, que não se importa com as coisas, devido à sua personalidade "feng liu".

Junto com a virtude do Te, Feng Liu é outra qualidade altamente apreciada que se deve cultivar, junto com espontaneidade (Tze Jan), não-interferência (Wu Wei) e flexibilidade e adaptabilidade para mudar e se transformar (I Pien).

À medida que você inicia a sua jornada de cinco estágios, perceberá como combinamos de maneira sutil, nas lições para criar o Tao da boa forma interior, esses preceitos e conceitos filosóficos. Encorajamos você a dar-se conta de que esses princípios universais também podem ser aplicados aos jogos diários da vida. Sua influência permeia todos os aspectos da jornada do Tao da vida.

Continuando no tema do Tao, cada um dos cinco estágios de sua jornada será introduzido com a caligrafia chinesa, uma forma de arte abstrata com sete mil anos de idade. Considerada por alguns como sendo a essência do desenvolvimento da energia (Chi), essa dança do pensamento preparará você para abrir seu coração aos preceitos do Tao que o aguardam em cada capítulo.

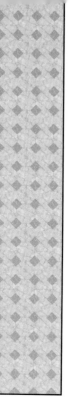

Observação da Respiração

MEDITAÇÃO COM UMA MENTE TAO

A primeira técnica ou habilidade para cultivar um talento interior é observar a respiração, um método simples mas eficaz de meditação, que produz o que chamamos de Mente Tao. Mente Tao, em chinês, vem a ser, na verdade, o Tao Xing (Sing), um símbolo mais abrangente, que sugere a existência tanto do coração quanto da mente. De acordo com o Tao Xing, não há separação entre o intelecto e os sentimentos do coração.

Os pensamentos surgem tanto do coração quanto do cérebro.

A Mente Tao é um estado de meditação calma, sem esforço, descontraída, direcionada, que ajuda você a se tornar uma coisa só com a bola, a bicicleta, a raquete, o terreno e com você mesmo, numa vida total. A Mente Tao é o ponto de partida para que você atinja uma profunda percepção de assuntos e problemas que antes pareciam confusos; nesse estado, você pode ficar sabendo com clareza a direção da vida. Ele pode ajudá-lo a resolver problemas, a tomar decisões e até mesmo a responder às importantes questões da vida, como: "Quem sou eu? Para onde estou indo? E com quem?" Essa Mente Tao é um caminho para o seu eu mais saudável e profundo.

A Mente Tao também pode ajudá-lo a melhorar sua atuação e interesse em esportes e boa forma, sustendo e mantendo seu entusiasmo e satisfação em atividades físicas. Simplificando, integrar corpo, mente e espírito dessa forma produz uma capacidade de se exercitar que pode fazer você se sentir naturalmente bem. Sua rotina física começará a fluir com maior facilidade, maior conforto, menor esforço e menor tensão. Quando isso acontece, é bem mais provável que você continue seu empenho físico pelo resto da sua vida.

OBSERVAÇÃO DA RESPIRAÇÃO

A meditação da Mente Tao é um estado mental, e vamos apresentar aqui as suas técnicas de registro visual e programação de afirmações do estado mental. Quando você pratica essas técnicas, toda tensão é reduzida, e seu corpo-mente-espírito fica sincronizado, abrindo a janela da oportunidade para a expansão espiritual e para um melhor desempenho.

A Mente Tao é também uma companheira natural, para ser utilizada antes de qualquer esforço físico. Ajuda-o a sentir, momento a momento, o processo do seu esporte ou exercício. Estar nesse estado torna possível sentir que se está "nadando a favor da corrente", quando a bola parece maior, o gol parece aumentado, quando tudo fica em uníssono e você se sente invencível. Esse estado parece ocorrer no momento em que você entra na Mente Tao, durante uns cinco ou dez minutos então, pelo registro visual, concentre-se no *que* você faz, no procedimento, como algo oposto ao modo *como* o faz, comentários sobre o produto ou sobre os resultados. Muitas pessoas, preocupadas em ganhar, fazer pontos, ganhar metros e outros resultados, saem completamente desse estado mental.

Para ajudá-lo a ter acesso à Mente Tao e finalmente entrar numa rotina mais descontraída, para obter uma atuação sem tanto esforço e uma percepção maior em longos períodos de tempo, oferecemos a você uma técnica simples, fácil de aprender, que fará com que você fique calmo, descontraído e energizado. Chama-se observação da respiração.

A maioria de nós respira muito superficialmente, pela boca, com uma grande quantidade de oxigênio utilizável perdido no processo das sucessivas expirações. Um método de respiração mais natural e eficiente seria inspirar pelo nariz e deixar que o ar penetre e circule pelo corpo todo, da cabeça aos pés. Para fazer isso, imagine o ar que entra como se fosse uma nuvem branca cheia de oxigênio puro. Observe essa nuvem branca entrar no seu nariz, enquanto você o inspira lentamente. Alongando sua respiração, imagine o puro ar branco impregnando seus pulmões, entrando na corrente sangüínea e indo para todas as partes do corpo; solte o ar lentamente e veja-o sair pelas narinas como uma nuvem enfumaçada, sem oxigênio, subindo para o céu e dissolvendo-se no esquecimento.

Observe como os veados, os cavalos e a maioria dos outros animais, quando correm, respiram pelo nariz. Respirar pelo nariz, e deixar que o oxigênio filtre por todo o seu corpo, ajudará você a ter rápido acesso à Mente Tao, onde sua atuação e boa forma interior podem ser melhoradas. Essa abordagem pode parecer difícil no início, mas, uma vez que você comece a praticá-la de uma maneira consistente, ganhará, com o tempo, mais prática e terminará achando-a natural. No fim, se não imediatamente, você começará a esvaziar a mente em um estado de meditação tranqüila, no qual pode atingir o que se chama de quietude interior, e acabará transportando isso para sua atividade física, produzindo quietude em movimento, na qual o corpo-mente-espírito estão em sincronia.

Experimente essa técnica de observar a respiração sentado confortavelmente numa cadeira, com as costas naturalmente eretas, os pés no chão, as pernas naturalmente abertas e os olhos fechados, a fim de reduzir os estímulos externos.

- Inspire devagar pelo nariz e observe, com os olhos fechados, a "nuvem branca" encher completamente seus pulmões.

- Suspenda a respiração por alguns segundos (de três a cinco) e observe o ar limpo indo para todas as extremidades do seu corpo.

- Expire e observe a "nuvem enfumaçada e sem oxigênio" saindo pelo nariz como dióxido de carbono. Veja-a dissolver-se e desaparecer.

- Suspenda a respiração por alguns segundos (de três a cinco) e imagine o vazio em seus pulmões.

- Repita esse processo de observar a respiração umas dez vezes ou mais e note a calma descontração que toma conta de você.

Agora, você está penetrando profundamente no estado de ser da Mente Tao, completamente descontraída. À medida que esse processo de observação da respiração da Mente Tao se desenvolve, você ficará mais capaz de permanecer imperturbável e totalmente concentrado em sua percepção centralizada, a despeito de distrações externas. Eugen Herrigel escreveu, no seu clássico *Zen in the Art of Archery*,* a respeito de como ele conseguia transcender a técnica para chegar a essa percepção inconsciente da "arte sem arte" de ser. Zen é a união ideal da mente meditativa budista e do Tao Xing, que combina a espontaneidade infantil com longos anos de treinamento na arte do auto-esquecimento. Na introdução do livro de Herrigel, D.T. Suzuki menciona como atingir esse estado de criança, "quando se pensa, e, ainda assim, não se pensa. Pensar como as chuvas que caem do céu; pensar como as ondas que rolam no oceano; pensar como as estrelas que iluminam o céu noturno; pensar como a folhagem verde que brota na brisa refrescante da primavera. Aquele que pensa é, na verdade, a chuva, o oceano, as estrelas, a folhagem". Nenhuma outra explicação sobre o Tao Xing consegue ser melhor do que essa descrição feita pelo mestre zen Suzuki!

---

* Publicado pela Editora Pensamento com o título de *A Arte Cavalheiresca do Arqueiro Zen*.

Uma vez que se sinta bem à vontade com essa técnica, na posição sentada, você pode começar a praticá-la em pé e transportar esse estado para a sua rotina de exercícios e acontecimentos esportivos. Será nesse estado da Mente Tao que você começará a introduzir os instrumentos de registros visuais (visualização) e programação de afirmação, detalhadas nos capítulos que se seguem.

Após concentrar-se em sua respiração por mais ou menos umas dez inspirações, continue com a respiração profunda e comece a visualizar o exercício e/ou atividade atlética que está para iniciar. Nesse ponto, você já pode parar de observar a respiração e concentrar-se no exercício. Essa preparação, com a observação da respiração, seguida da visualização e da afirmação, instigará a capacidade de agir de uma maneira calma, eficiente e sem esforço, exatamente como você gostaria de agir.

Quando tiver completado as visualizações e afirmações, mantenha esse estado de descontração e comece a se exercitar. Comece devagar, e respire de uma maneira profunda, regular e natural, pelo máximo de tempo que sua atividade física ou esporte lhe permitir. Você transferirá sua atenção de observar a respiração para a tarefa e atividade do momento. Continue a respirar de modo natural, profundo e completo.

Alguns esportes podem às vezes exigir a respiração pela boca, mas é melhor, em geral, respirar pelo nariz, a fim de manter a conexão total do corpo, em comparação com a alternativa da "respiração ofegante". Manter a respiração nasal requer prática, à medida que o exercício se intensifica. Com o tempo, porém, você se adaptará e sentirá os benefícios dessa rotina durante todo o tempo da experiência física. Essa técnica se torna um divertido trampolim, impulsionando você para um programa mais duradouro e consistente de união entre o físico e o espírito, nos esportes, nos exercícios e na vida diária.

A abordagem da Mente Tao ajudará você a ver o exercício e o esporte como algo interior, uma arte marcial interna, uma ioga ocidental, uma nova maneira Tao e Zen de condicionamento físico. À medida que muitos começam a se exercitar de uma maneira consciente em níveis físicos mais profundos, as dimensões físicas e espirituais se tornam inseparáveis da experiência total. Essa Mente Tao simplesmente transforma o jogo da vida num jogo divertido de se praticar.

Agora que você já sabe utilizar a observação da respiração para chegar até a Mente Tao, a fim de produzir uma atuação excelente antes da atividade física, você pode começar a aplicar essa mesma técnica de respiração ao fazer a visualização e a afirmação que estão ao seu dispor em cada capítulo dos cinco estágios da jornada. No final de cada capítulo de cada estágio você receberá instruções completas para exercícios que poderão ajudá-lo a reforçar e a firmar, no sistema nervoso da memória, a mensagem desse mesmo capítulo. Desse modo, a duração e a utilidade diária desses exercícios estarão asseguradas, em todas as suas atividades físicas diárias.

Vamos agora levar você ao próximo capítulo desta parte, apresentando uma visão geral das técnicas de registro visual ou visualização. Vamos ensiná-lo a desenvolver essa habilidade e a utilizá-la de diversos modos, enquanto continua a desenvolver seu talento interior.

Registros Visuais

O QUE VOCÊ VÊ É O QUE VOCÊ RECEBE

Há muitas centenas de anos atrás, na antiga China, um famoso músico foi preso pela facção inimiga por ter participado de um levante regional. Depois de oito anos de solitária, ele foi libertado. Após estar vivendo por quatro semanas nessa "nova vida", ele se apresentou de uma maneira considerada pelos seus colegas como sendo a melhor que já havia feito. Assombrados com isso, perguntaram-lhe como era possível, já que ele estivera numa cela vazia por tanto tempo. Ele afirmou que havia ensaiado diligentemente para esse concerto durante horas, todos os dias. Mas ele não tinha nada com o que praticar, disseram. Ele respondeu que, apesar de terem tomado o seu *ch'in*, um antigo instrumento de cordas semelhante a uma cítara, haviam deixado sua mente e todos os seus sentidos; com os olhos da mente, ele tocara as cordas, vira as próprias mãos deslizando por elas, "ouvira" as intrincadas melodias, provara o entusiasmo e sentira o calor de seu corpo durante e depois de um "recital" profundamente regido pelos sentidos. Incrível? Não.

O uso de técnicas de visualização para aperfeiçoar uma atuação e desenvolver resoluções interiores não é algo novo, como mostra essa história. As disciplinas da ioga e da meditação da antiga Índia, as artes marciais orientais e a hipnose são outros exemplos nos quais as imagens da mente mostram um aspecto integral da atuação de uma pessoa. Hoje em dia, a visualização penetrou na arena de esportes e exercícios, onde atletas sofisticados, não permitindo que o resultado de sua atuação seja determinado pelo acaso, treinam mente e corpo de modo sincronizado.

Imagine-se correndo; "veja", "ouça" e "sinta" a si mesmo se movimentando. Você pode até "provar" o suor salgado e "cheirar" o ar ao seu redor.

Quando visualiza, no estado da Mente Tao, as imagens ficam tão vivas que seu sistema nervoso central pára de distinguir entre um acontecimento real e um imaginário; seu corpo responde a ambos de maneira igual. Assim, quando você imagina corretamente, de antemão, cada movimento de um acontecimento, terá uma chance maior de repetir esses movimentos, tendo a sensação de tê-los "praticado" antes do acontecimento em si. Por exemplo, Lee Evans foi recordista mundial de corridas de 400 metros nas Olimpíadas de 1968, na Cidade do México, após dois anos de visualização de cada passo do acontecimento. Centenas de outros atletas profissionais de elite criam imagens vívidas e claras do sucesso antes de entrar na arena. Alguns dos grandes atletas que conhecidamente utilizaram a visualização antes de sua maravilhosa atuação foram o boxeador Muhammad Ali, o mergulhador olímpico Greg Louganis, o golfista Jack Nicklaus e o famoso jogador de basquete, Michael Jordan.

Uma das pesquisas mais convincentes para verificar, nos esportes, o poder da imaginação, foi, talvez, a experiência feita com dois grupos de jogadores de basquete que estavam tentando melhorar sua percentagem de arremessos livres. Um grupo praticou cem arremessos livres por dia, durante três semanas; o outro grupo simplesmente visualizou fazer a mesma coisa. O estudo descobriu que o grupo que visualizou mostrou uma melhora maior do que o grupo que havia praticado.

Além disso, se você visualizar na Mente Tao, terá maior capacidade de lidar efetivamente com os seus demônios e preocupações interiores. Por exemplo, você pode imaginar que está tendo um contratempo, sentir o desapontamento e ver a si mesmo respondendo à situação de uma maneira efetiva. Imagine aprender uma boa lição com isso e sentir a emoção de seguir em frente de uma maneira positiva, tendo aprendido com o erro. Essa visualização ajudará você a crescer espiritual e emocionalmente.

Precisamos lembrar que há uma diferença entre "pensamento visual" e o processo de registro visual, ou visualização. O primeiro é uma tentativa aleatória e inconsciente de pensar sobre um acontecimento ou situação futura. Quando deixados ao acaso, os pensamentos podem tomar a forma de preocupações negativas a respeito de todo tipo de catástrofe possível. Essas imagens negativas darão origem a ansiedade e medo, aumentando a probabilidade de resultados indesejáveis.

Por outro lado, a visualização é o uso planejado e consciente do "olhar da mente" durante um estado profundo e descontraído, para criar imagens desejáveis e satisfatórias sobre um acontecimento futuro semelhante. Essa é uma forma do que poderia ser chamado de "preocupação positiva". Você vai ter de participar de uma prova de atletismo, executar um esquema de boa forma, ou fazer um teste, e começa a "se preocupar" sobre todas as maravilhosas possibilidades que podem ocorrer. Esses padrões positivos de pensamento mitigarão tensões, ansiedade e medo, aumentando as chances de resultados desejáveis. Esse processo funciona por meio de sugestões ao corpo para que sincronize seus milhões de atividades neurais e musculares no ensaio geral de um evento futuro, assim como fazem os atores que estão se preparando para uma produção teatral. Durante esse processo, você traz à cena todos os sentidos que puder, a fim de que eles o possam ajudar na formulação de imagens claras e vívidas. Com isso, as imagens desenvolvidas serão mais facilmente interpretadas pelo sistema nervoso central "como se" fossem reais. A Mente Tao descontraída ajuda a silenciar o "bate-papo mental" (as distrações), dando-lhe oportunidade de se concentrar mais aguçadamente na situação que está visualizando.

A visualização não é uma mágica ou um truque. É uma habilidade que se aprende, e que, quando praticada regularmente, no estado da Mente Tao, poderá ajudá-lo a se concentrar no que você tem à disposição, e não naquilo que você não tem. Quando você "vê" limites, esses limites se tornam seus. A idéia é ver possibilidades positivas e permanecer concentrado nelas, selecionando imagens que complementem o rumo que você deseja tomar ou aquilo que deseja fazer. A visualização, é claro, nem sempre lhe dará algo que você não tem ou não pode ter. Por exemplo, Mark Allen, o campeão mundial triatleta, vencedor de numerosas provas havaianas de Ironman, como tantos outros atletas de elite, baseia-se em técnicas de visualização para ficar mentalmente forte. Recentemente, uma semana antes da primeira corrida da estação, ele se deu conta de que não estava na melhor das condições físicas. Em vez de entrar em pânico, decidiu se apoiar em sua força mental. Cada dia antes da corrida, ele visualizava a si mesmo como um atleta forte, poderoso, correndo como o melhor do mundo. Ao chegar na linha de partida, sentia-se ótimo. A corrida teve início, então, e "Mike Pigg (seu maior rival) saiu e me deu um pontapé na bunda. Adeus, visualização". A história de Allen mostra que, se você não tem o que é preciso, nenhuma quantidade de poder mental vai fazer milagre. A visualização faz uma grande diferença, porém, se você também junta a ela tempo e treinamento físico. A visualização apenas aquieta e livra a mente de pensamentos limitadores e faz com que ela pare de sabotar seus esforços, a fim de que seu corpo possa ser capaz de fazer aquilo para o qual você foi treinado a fazer. Por exemplo, você poderia ser a pessoa mais competente do grupo, ou o melhor candidato para o trabalho. Diálogo interior e imagens negativas criam ansiedade e tensão, e os dois bloqueiam seus esforços de atuar de acordo com suas capacidades; a visualização, por outro lado, limpa o caminho para que você possa fazer tudo o que for necessário para completar a tarefa com sucesso. Ela mantém você nos eixos e aumenta as suas chances de resultados positivos. Isso cria uma expectativa de satisfação, felicidade e alegria, e você responderá escolhendo a pessoa, as situações e ocorrências certas para atender a essa expectativa. Quando você tem imagens de triunfo e sucesso, cria um estado de calma, confiança e descontração interiores — que contribuirá para o seu sucesso real.

Se quiser se divertir um pouco, faça o seguinte exercício:

> Para sentir o efeito de imagens na resposta muscular, experimente deitar-se com as pernas retas, descruzadas; vá, com a Mente Tao, até um nível bem profundo de descontração. Quando estiver totalmente descontraído, imagine suas pernas cobertas de cimento. "Veja" o cimento ser derramado; "sinta" o frescor e a textura. Quando o cimento secar, note como se solidifica e envolve suas pernas. Respire fundo outra vez e, ao expirar, tente, devagarinho, levantar os pés. Não force. Preste atenção ao peso do cimento e em como é difícil mexer essa parte do seu corpo. Depois visualize o cimento se quebrando e sinta suas pernas se levantarem dele, leves como o ar.

Anatomistas mostraram que as imagens têm um impacto poderoso em cada célula de seu corpo. Os grupos de músculos envolvidos no movimento para a frente são ativados por imagens. A visualização permite, num nível subliminal, o envio de mensagens aos músculos, pelo sistema nervoso central. Além do efeito nos músculos, a visualização — assim mostra a pesquisa — pode, na verdade, mudar a pressão arterial, a batida cardíaca, a temperatura do corpo e outras funções corporais que se pensava serem apenas processos fisiológicos involuntários.

A mente pode ser treinada como se fosse um músculo. Se você quer aumentar os músculos, você não vai só uma vez por mês à academia, esperando obter resultados. Da mesma forma, é necessário exercitar a mente com freqüência e de maneira consistente. A pesquisa moderna sugere que os bons atletas, e outros realizadores, praticam suas habilidades físicas *e mentais* diariamente.

Comece a formar o hábito de usar a visualização antes do seu jogo ou exercício, para se imaginar agindo exatamente como gostaria de agir. Utilize-a também com os exercícios que estaremos apresentando no final de cada capítulo deste estágio. Fazendo isso, você começará a ativar seu talento espiritual, no estado da Mente Tao, e a colocar-se em posição de poder exercitar-se exterior e interiormente. Reserve uns dez ou quinze minutos por dia para praticar. É melhor visualizar antes das refeições, ou duas ou três horas depois, para que o sangue esteja no cérebro, em vez de concentrado no estômago, fazendo a digestão. Ao iniciar o dia com uma visualização, os acontecimentos geralmente se passam de acordo com a sua perspectiva, e como você os "vê", com os olhos da mente.

Uma pergunta que se ouve com freqüência é: "Será que não é perigoso ficar esperançoso, visualizando o positivo, e correndo o risco de se desapontar? Talvez fosse bom ficar preparado para o pior e, se tudo correr bem, ótimo." É verdade que se pode evitar desapontamentos quando se está preparado para o pior, mas esse modo de pensar também contribui para resultados negativos que não eram inevitavelmente negativos. Desapontamento não mata; por que não aumentar a possibilidade de resultados positivos, por meio da visualização?

Aqui estão alguns exemplos do que é possível visualizar antes de fazer um exercício. Primeiro, imagine que suas pernas estão bem descontraídas e soltas, com a tensão se desvanecendo. Imagine seu corpo como uma máquina bem regulada. Ligue o botão de início do exercício e "veja" a si mesmo correndo, de pés leves. Diga a si mesmo: "Nunca me senti tão bem... tão maravilhoso." Tente imaginar diversos marcos ao longo do caminho, e veja a si mesmo se sentindo bem ao chegar a cada um. Diga a si mesmo: "Estou tão descontraído e forte, que poderia continuar por mais alguns quilômetros." Observe que a conversa que você tem com você mesmo é toda positiva. Não diga: "Não ficarei cansado"; diga: "Ficarei firme." Também assegure-se de dizer a si mesmo que, caso o seu corpo estiver a ponto de causar-lhe algum problema, você saberá parar, em vez de causar qualquer lesão séria. Você precisa disso como precaução contra qualquer esforço exagerado.

Lembre-se de que, no fim de cada capítulo, haverá a oportunidade de utilizar o exemplo de visualização como maneira de alimentar, reforçar e consolidar a lição a ser aprendida. Aproveite a oportunidade para desenvolver o seu exercício visual personalizado; jogue-se no vazio, seja criativo e divirta-se!

Saiba que, como qualquer outra habilidade, a visualização requer prática. Talvez você aprenda imediatamente ou precise um pouco mais de tempo para conseguir. Com paciência e prática, será capaz de criar um estado de Mente Tao profundo e descontraído, e poderá atuar de maneira mais consistente, com uma concentração positiva em um prazer, uma atuação e um crescimento espiritual bem maiores.

Agora você está pronto para prosseguir até o próximo capítulo desta seção sobre cultivar o talento interior, o capítulo sobre Programação de Afirmação. Como você descobrirá, afirmações (o que você diz) devem ser utilizadas junto com a visualização (o que você vê), para fortalecer seu talento de exercitar o interior.

Programação de Afirmação

O QUE VOCÊ DIZ VOCÊ FAZ

Uma atleta mundialmente famosa expressou uma preocupação bem grande com sua capacidade de conseguir entrar, pela terceira vez consecutiva, no time Olímpico americano. As atletas convidadas a correr nas provas de seleção formavam os melhores grupos de corredores que já haviam se reunido para uma corrida assim. A pressão começou a aumentar, e ela começou a dizer verbalmente a si mesma: "Não tem jeito... não mereço estar aqui... Há muitas favoritas que vão entrar no time antes de mim." Ela recebeu a sugestão de refazer esse monólogo negativo para algo que refletisse a direção na qual ela desejava ir. Ela criou novas frases: "Sou um membro do time Olímpico feminino"; "Mereço representar o meu país nas Olimpíadas"; e "Estou em uma posição de conseguir o que eu quero". Pediram que ela escrevesse essas frases e as carregasse consigo, sempre, recitando cada uma pelo menos quinze vezes por dia, imaginando serem verdadeiras. Depois de oito meses deixando seus nervos "de molho" nessas palavras, ela foi em frente chegando em primeiro lugar nas finais, o que a transformou na atleta mais rápida e importante da seleção do time para os jogos Olímpicos.

De acordo com o Tao, as palavras que você escolhe são as sementes de suas futuras realidades. O antigo livro da sabedoria chinesa, o *Tao Te Ching*, diz que aqueles que se identificam com o sucesso são bem acolhidos pelo sucesso; os que se identificam com o fracasso são, do mesmo modo, bem acolhidos pelo fracasso.

Nos esportes, no exercício e na vida, padrões negativos de pensamento criam uma resistência física e mental que se torna um grande empecilho para a boa atuação. Faça o seguinte teste: levante o braço reto, enquanto um amigo tenta empurrá-lo para baixo. Resista à pressão, dizendo em voz alta: "Gosto do meu esporte" vez após vez. Agora troque a frase para "Odeio o meu esporte" e compare a força que você sente. Observe como você fica mais forte e como a sua atuação melhora, quando diz "gosto" — um padrão positivo de pensamento. Quantos dentre nós, conscientemente ou não, têm um relacionamento de amor e ódio com esportes e exercícios. Você gosta do resultado dos exercícios, mas odeia fazê-los. Odeie correr morro acima, e você criará uma luta maior, tornando mais difícil chegar ao cume. É melhor dizer: "Eu gosto de correr morro acima; eu fico em melhor forma, a caminho de ser um competidor melhor." Desse modo, você estará se elevando até o morro, em vez de estar se esforçando para subir.

As afirmações são muito importantes para cultivar o talento interior; elas são cruciais para ajudar você a despertar para o Tao e a viver sob a sua influência. Ao contrário da visualização, que controla o que você "vê", as afirmações vêm a ser o controle sobre o que você diz. São afirmações fortes e positivas sobre algo que já é verdade, ou que pode vir a sê-lo. Afirmar significa "tornar firme" usando palavras e expressões conscientes, planejadas, positivas, que ajudam você a não se afastar do seu potencial. Sem elas, a possibilidade de resultados desejáveis diminui. Afirmações são tentativas diretas de mudar padrões de negatividade que, como um disco riscado, continuam a se repetir. São palavras que realmente transformam a qualidade da sua vida, fazendo com que você se abra para a natureza dos esportes e dos exercícios, o modo como eles deveriam ser.

Assim como a visualização, as afirmações são instrumentos para o sucesso em todas as situações — em esportes, boa forma e vida — quando o diálogo interior pode ser prejudicial. Nessas horas em que você está sendo muito severo a respeito da sua atuação ou do seu corpo, escolha, de uma maneira consciente, afirmações que possam ajudar a alterar essa negatividade. Por exemplo, você pode repetir com freqüência: "Eu tenho valor e sou competente. Mereço o melhor que existe. Tenho muito a oferecer."

Talvez você queira mudar sua aparência física. Diga a si mesmo: "Esbelto e elegante, estou perfeitamente em forma." Ao afirmar isso, você estará criando um estado mental, um ambiente apropriado que apóie sua resolução de fazer o que é necessário para atingir a imagem que você quer. Desse modo, uma afirmação é uma autodireção, não um auto-engano; ela mantém você no caminho certo, enquanto você continua a se aproximar de sua meta.

Alguns acham difícil afirmar uma coisa que talvez, no momento, não seja verdade. Acham enganoso dizer: "Sou um atleta forte e rápido", quando hoje talvez isso não seja bem assim. Entretanto, dizer essas palavras farão com que você continue voltado para a direção correta; você ficará mais motivado para fazer tudo o que é necessário para atingir a sua meta. Mesmo se falhar, ainda assim você estará mais adiante do que se não tivesse afirmado sua direção. Nunca se deve ter medo de abrir-se para as ilimitadas possibilidades da vida.

Afirmações também podem ser utilizadas para ajudá-lo a ser mais amoroso, amigável ou grato e ter mais auto-aceitação, levando-o a uma expansão espiritual maior; podem ajudá-lo a desenvolver relacionamentos, tornar-se mais criativo ou mais confiante, melhorar sua concentração, aguçar suas capacidades ou até mesmo suportar o cansaço. As possibilidades são limitadas apenas pela sua imaginação.

A intenção das afirmações é afastá-lo de falsas automensagens e aproximá-lo de sua verdadeira natureza, aquilo que você é e o que é possível devido ao seu verdadeiro eu. A afirmação é a linguagem da possibilidade e da mudança; seu propósito é remover a estática que limita as impressões da mente e criar um sentimento de si mesmo ilimitado, ou mais amplo e rico. A afirmação tem como meta o despertar de cada um de nós para o seu potencial, não para as limitações da vida.

Nos últimos vinte anos, eu (Jerry) trabalhei com diversos profissionais, campeões universitários nacionais e olímpicos que, antes de seu triunfo, expressaram fortemente a abordagem do tipo "Não posso" antes das competições. Meu trabalho é instilar, em cada um, as poderosas palavras "Eu Posso" como uma diretriz. O poder do "Eu Posso" dirigiu cada um deles numa jornada excitante e proveitosa de sucesso e satisfação em atletismo. Quando se diz "Eu Posso", estimula-se o sistema nervoso central com excitação, motivação, coragem, confiança, persistência e destemor — qualidades positivas que abrem caminho para as fronteiras ilimitadas do seu potencial.

Sugerimos que você utilize os exemplos de afirmações apresentadas em cada capítulo, assim como também crie, no espaço oferecido sob as mesmas, as suas próprias afirmações personalizadas. Tente também anotar algumas em cartões de fichário e coloque-as em lugares estratégicos, onde fiquem visíveis durante todo o dia. Coloque-as numa pilha e passe os olhos por elas com freqüência; quando estiver num estado da Mente Tao, visualize o que elas dizem, enquanto se veste ou se apronta para dormir. Quando você cria as suas próprias, assegure-se de que está seguindo as sugestões oferecidas, a fim de fortalecer as palavras que escolher.

- A sentença deve ser curta, chamativa, concisa, específica e simples.
- Ela deve ser positiva; afirme o que quer, *não* o que não quer. Evite afirmações do tipo: "Não vou ter um acidente hoje." Em vez disso, diga: "Dirijo com a perícia de um campeão."
- Use o tempo presente do verbo. Formule suas afirmações como se o futuro fosse agora. Em vez de dizer "Terminarei entre os dez primei-

ros", diga: "Termino entre os dez primeiros." Aja "como se" fosse verdade, e isso manterá você no caminho certo.

- Seja firme. Recite afirmações todos os dias durante alguns minutos, em vez de só uma vez por semana durante uma hora inteira. Uma boa hora de fazer isso é durante a sessão de visualização. Visualize o que as palavras dizem.

- Use o ritmo. Uma cadência ou ritmo ajudará você a se lembrar da sentença com maior facilidade. Por exemplo: "Eu posso ganhar na reta, voando na bicicleta."

Lembre-se, há sempre plena potencialidade dentro de uma rosa. No processo de vir a ser, ela está em constante mudança e crescimento. Quando lhe damos água, sol e alimento, a rosa desabrocha completamente. Como essa flor, você é um atleta completo em desenvolvimento. Alimente-se a si mesmo com encorajamentos e afirmações positivas, evitando o diálogo interior negativo, que mata o espírito. Você já tem, dentro de si mesmo, tudo aquilo de que precisa para se tornar o que você quer. Preste atenção nisso e confirme essa realidade.

PARTE 2

Rumo ao Interior

*Início da
Jornada de
Cinco Estágios
para a
Boa Forma
Interior*

Agora você já está pronto para os cinco estágios da jornada rumo ao seu interior, a qual mudará tudo o que você já sabe a respeito de esportes e exercícios. A atividade física nunca mais será a mesma. No início, você examinará os limites ou obstáculos que podem interferir no seu progresso, e aprenderá como saltar sobre essas barreiras. Feito isso, no Estágio 2 você será capaz de reacender a paixão que já teve um dia, quando era criança, e começar a sentir um ressurgimento físico. No Estágio 3 dessa jornada, você descobrirá como expandir os limites do que pensava serem sérias limitações. O fato de estar conseguindo vencer suas limitações vai permitir que você entre na arena de esportes e de exercícios por motivos que nada têm que ver com combater um oponente, lutar contra o relógio ou contra o seu próprio físico; no Estágio 4, você aprende a se apossar das vitórias na batalha interior contra os demônios interiores que bloqueiam o seu potencial não apenas em atividades físicas, mas em toda a vida. Finalmente, no Estágio 5, começará a usar a vida física como um conduto para o seu eu mais profundo, como um modo de meditação e quietude em movimento. É aqui que você descobrirá o que todos os poetas e filósofos sempre souberam: que as melhores idéias, pensamentos e criações vêm na solidão, em movimento. Conheça o seu eu criativo mais íntimo e comece a encontrar respostas para as perguntas mais importantes da vida, o que vem a ser vida. Cada um dos principais cinco estágios que se seguem está subdividido em capítulos pequenos, fáceis de entender, a respeito de assuntos que o ajudarão a captar, reforçar, consolidar e aplicar os antigos ensinamentos de como ficar em boa forma interiormente, fazendo uso de histórias, contos, meditação, visualização, afirmação e sabedoria Tao. Você se abrirá para sentir não apenas atuações físicas maiores, mas também dimensões emocionais, mentais e espirituais mais elevadas. Você começará a se sentir mais vivo e infantil. Além disso, queremos relembrar e encorajar a você a entrar na Mente Tao (observação da respiração, visualizações, afirmações) antes de qualquer atividade física, a fim de descobrir como seus exercícios podem se tornar mais fáceis, durante um período sem distrações, no qual a vida pára, um período no qual você pode se concentrar na diversão, no rumo, nos embates e nas alegrias de sua vida, assim como conseguir uma atuação física melhor.

| Y U E H |

ESTÁGIO 1

Um Salto sobre as Limitações para Descobrir a Dança

Dando Passos de Gigante
Brandindo a Lança da Batalha
Superando Todos os Obstáculos

Ao nascer, todos estão em sintonia com o Tao, a maneira natural, um estado de completa alegria com potencial ilimitado. Todavia, quase imediatamente, a sociedade se apressa em criar embalagens nas quais nos encaixar, embalagens impregnadas de crenças e atitudes limitadas, que fazem com que você funcione aquém de suas capacidades. Medo desnecessário, infelicidade, timidez, falta de confiança em si mesmo, auto-engano, batalhas e negatividade criam um conflito com o seu direito hereditário natural e tornam difícil viver à altura do seu potencial e obter o que você merece, ou seja, uma vida de bem-estar, satisfação e sucesso.

Na primeira parada dessa jornada, você começa a superar todas as atitudes e barreiras negativas que acumulou através dos anos e que fazem com que você tenha resistência contra a atividade física. Para muitos, essa resistência contra esse tipo de atividade acontece por várias razões. Talvez você tenha saído dos trilhos devido a algo ou a alguém no passado, como um professor de educação física ou treinador insensível, sem compaixão, dedicado demais, que insistiu em fazer com que você parecesse um boboca. Sentir-se constrangido no campo de esportes ou de exercícios, quando se é pequeno, pode nos afastar para o resto da vida. Ser criticado por causa de erros, faltas ou falhas pode desencorajar você de se envolver com esportes ou boa forma. Pressão e ansiedade, associadas a ganhar ou perder, particularmente com esportes altamente competitivos, contribuem para o seu desaparecimento como atleta ou entusiasta por exercícios. O medo do sucesso ou fracasso pode contribuir também para a diminuição do seu interesse.

Neste estágio, você aprenderá como retornar ao modo mais natural, o modo da brincadeira entusiasmada, apaixonada e infantil, e descobrir a alegria de estar inteiramente presente no momento para sentir o estado zen do "Satori", a dança mágica entre corpo, mente e espírito, que faz com que você se sinta livre para se soltar e simplesmente se divertir. Para fazer isso, você terá a oportunidade de olhar para seus medos desde o início, no capítulo chamado Enfrentando o Medo. A partir daí, você se verá cara a cara com a mente julgadora, verá o que é necessário para ficar aberto a possibilidades, confrontar a noção de perfeição, conhecer o conceito de ausência de esforço, e terminar com o capítulo final deste estágio, que o ajudará a se concentrar na dança, na alegria, no procedimento e na diversão dos esportes e dos exercícios.

Muitos dentre nós se esquecem de que a vida inteira é uma dança. Quando você começa a aceitar esse fato, torna-se possível coreografar um programa de esportes e boa forma que faça sentido, uma maneira mais natural, em contraste com a maneira regular do desencorajamento e do fracasso. Dance com seu programa físico, como se dançasse com as corças da montanha ou com os peixes do lago. O perfeito exemplo da dança da natureza apresentou-se-me (a mim, Jerry) quando observei meu filho de 10 anos, Daniel, pescando com os amigos. O que notei foi Dan dentro de um barco, ali, no meio das águas, com alguns ótimos garotos, num calmo ambiente Tao. Eu vi paixão, amor, cooperação, excitação, ensino, apoio — as qualidades e características de todos os relacionamentos saudáveis envolvidos em tarefas bem-sucedidas. Observando, vi um menino de 16 anos, o professor, pegar uma perca de um quilo e meio, beijá-la e gentilmente devolvê-la ao lar. O que vi foi uma mistura perfeita de natureza, com os meninos "buscando juntos" (o significado em latim da palavra "competição") a excitação da caça. Nada de brigas ou discussões nessa experiência em particular. Ali estava a dança entre o ser humano e o peixe, uma meditação pacífica, física, rara neste nosso mundo altamente competitivo, um mundo que é sem limites e livre, onde tudo é possível. A jornada que você está empreendendo agora, O *Tao da Boa Forma Interior*, dá a cada um de nós a oportunidade de criar uma dança assim, entre você e a montanha onde está correndo, a bicicleta em que está pedalando, o clube onde faz ginástica, ou o oceano onde você nada. É uma dança rumo ao interior de você mesmo sintonizando e ficando em harmonia com a natureza, livre da força, do empurrão, da resistência.

Não há nada de que você precise, além do que já possui, para começar a estar interiormente em boa forma. Você só precisa estar aberto a uma mudança do modo como vê as coisas, uma mudança de atitude e de sentimentos. Você não precisa de talentos ou de qualidades especiais; precisa apenas de uma mente aberta, uma Mente Tao e do poder do "Eu Posso". Não se imponha limites e comece a dançar.

E, finalmente, umas palavras de lembrete: antes de cada exercício atlético ou programa de boa forma, use a respiração e a visualização, entre na Mente Tao e veja a atividade que está para começar. Transporte a respiração e esse estado mental para seu regime físico, para conseguir os melhores resultados.

Enfrentando o Medo

De acordo com a antiga sabedoria Tao, o medo é um catalisador, que cria oportunidade para movimento e crescimento. Quando envolto em prudência, o medo se torna um portal para a expansão do espírito. O Tao incentiva-nos a não lutar ou empurrar o medo para longe, já que isso causaria perturbação, tensão e ansiedade interiores, as quais interferem com todo tipo de atuação. O Tao nos ensina a cooperar com esse elemento natural chamado medo, a mesclar-nos com ele e decifrar sua mensagem. Como uma luz vermelha no painel do carro, ele adverte contra um perigo iminente. Pergunta: Você se preparou bem para o que está fazendo? Você tem todas as informações necessárias para fazer um bom trabalho? Você está atuando na sua zona de capacidade? Geralmente, as respostas e ações corretivas subseqüentes a essas perguntas aproveitam a energia do medo, fazendo com que você possa utilizá-la de modo construtivo.

Quando o medo aparece, ao participar de esportes ou exercício, veja-o como sendo uma oportunidade chegada na hora certa para interiormente deixá-lo em melhor forma. Lembre-se de que todas as expectativas catastróficas são profecias auto-realizadas, trazidas pelo próprio medo. Se você tem medo de fratura, fracasso, queda, fazer fiasco ou "não conseguir", em vez de ir em frente nesse estado de medo, permita que ele o instrua sobre o que é preciso fazer. Talvez você esteja com medo de escalar uma encosta escarpada na face da montanha, ou de esquiar por uma pista das mais perigosas. Encare seu demônio interior tornando-se mais perito, pelo aprendizado e pela experiência, e fique agradecido pela forma em que o medo talvez tenha salvado a sua vida. Pense em como pode ficar mais bem preparado:

mais prática, um treinador melhor, equipamento mais seguro. Respondendo dessa forma ao medo, você produz uma mudança importante de consciência, quando começa a sentir uma espécie de expansividade espiritual, uma liberdade que permite que você fique mais integrado com o Tao, com a maneira como as coisas existem naturalmente. Com essa mudança de atitude, você pára de ver o medo como sendo um limite e, em vez disso, concentra-se no sagrado valor que ele tem como guru, ajudando-o a progredir de modo seguro.

O que aconteceria se o seu maior medo se concretizasse? Você perde a corrida, cai da bicicleta ou cai dos esquis. Até esses momentos podem ser de fortalecimento e crescimento interior. Por exemplo, machucar-se produz férias inesperadas, uma oportunidade de meditar e refletir a respeito de sua vida e do seu programa de exercícios. O acidente proporciona a chance de reavaliar a sua situação e talvez fazer benéficos ajustes positivos ao que você pensava ser uma organização perfeita. Quando você se machuca, aprende rapidinho que não pode tomar como certo o fato de ser saudável. Você começa a refletir e a dar valor aos momentos em que está bem, em forma, e se sente forte. Acidentes forçam muitos de nós a crescer e a descobrir uma força interior desconhecida antes desse contratempo. O *I Ching*, o Livro das Mutações, conta como a reflexão traz iluminação, ao objetivar suas percepções, ajudando-o a ver a sua situação sob uma luz inusitada. Essa poderia ser uma época dinâmica na sua vida, de explorar novas idéias, experiências, carreiras e oportunidades.

A mesma sabedoria do Tao aplica-se a qualquer medo da vida como um todo. Quando se confrontar com algum medo, receba-o com cautela e espere até que você se sinta mais à vontade, antes de prosseguir. É bom comunicar seus medos a outros que passaram pela mesma coisa e se saíram bem. Isso pode colocar o medo no seu devido lugar, ajudando você a mitigá-lo.

Você também notará como o seu medo é, muitas vezes, o resultado do fato de estar no início de uma tarefa importante: procurando trabalho, terminando um mestrado, escrevendo um livro. Sentir-se esmagado por um empreendimento assim produz medo; seguir o Tao e seus ensinamentos sobre moderação pode ajudá-lo: faça menos e consiga mais. Divida a tarefa em segmentos pequenos e manejáveis para reduzir o medo. Por exemplo, no décimo quilômetro de uma maratona, com mais cinco pela frente, talvez você entre em pânico e fique ansioso. Concentre-se não em correr cinco quilômetros, mas em correr apenas um, e corra-o cinco vezes. Isso é menos assustador e mais descontraído, fazendo com que seja mais fácil completar o percurso, sem o medo que o enfraquece.

Ao aprender a aplicar esses princípios do Tao, sua "zona de segurança contra o medo" ficará mais ampla e seu mundo físico continuará a lhe proporcionar oportunidade de fortalecer sua boa forma interior. Por exemplo, o que era assustador para você no ano passado, talvez pareça agora menos intimidante; você fica mais confortável com uma tarefa que antes lhe causava um enorme pavor. Você está mais sintonizado, emocional e espiritualmente, com um conceito que, antes, criava uma grande devastação. O medo é, sem dúvida, seu amigo consagrado.

Use os seguintes exercícios que o ajudarão a cultivar seu talento interior e a alimentar e reforçar o seu confronto com os seus temores. Lembre-se, também, de que você deve preceder seus exercícios ou atividades esportivas diárias de uma sessão de dez minutos de visualização e respiração na Mente Tao, a fim de se descontrair e se concentrar no modo como você gostaria de agir no seu regime de exercícios:

A. OBSERVAÇÃO DA RESPIRAÇÃO

- Inspire devagar pelo nariz e observe, com os olhos fechados, a "nuvem branca" encher completamente seus pulmões.
- Suspenda a respiração por alguns segundos (de três a cinco) e observe o ar limpo indo para todas as extremidades de seu corpo.
- Expire e observe a "nuvem enfumaçada e sem oxigênio" saindo pelo nariz como dióxido de carbono. Veja-a dissolver-se e desaparecer.
- Suspenda a respiração por alguns segundos (de três a cinco), e imagine o vazio em seus pulmões.
- Repita esse processo de observar a respiração umas dez vezes ou mais e note uma calma descontração que toma conta de você.

B. VISUALIZAÇÃO

Agora, no descontraído estado da Mente Tao, com os olhos fechados:

- *Convide* o seu medo a "sentar-se" e a conversar com você.
- *Diga:* "Olá, Medo. Obrigado por me ensinar a ser um atleta (orador, professor, pai, treinador) melhor. O que eu preciso saber ou fazer para melhorar?
- *Ouça* a resposta e veja a si mesmo seguindo o conselho do seu companheiro.
- *Veja* esse "tigre" transformar-se num gato amigo.

- *Abrace* o "tigre" e comece a ganhar força interior.
- *Sinta* o medo se dissipar, quando começar a fazer o que é necessário para adquirir confiança.
- *Veja* a si mesmo seguindo à frente com alegria e a certeza de que tudo está bem.

C. AFIRMAÇÕES

Lembre-se de que o que se segue são exemplos de afirmações que reforçam as lições do Tao a serem aprendidas. Nas linhas em branco, crie algumas afirmações que sejam mais pessoais e relevantes à sua jornada. Faça experiências e divirta-se ao fazê-lo; use bem os cartões do fichário, colocando suas afirmações em vários lugares. Recite-as também para si mesmo durante a visualização, e visualize o que as palavras na verdade querem dizer.

Alô, Medo. Estou ouvindo.

O medo é algo natural, um desafio bem-vindo.

Estou bem, sabendo que o medo está comigo.

Medo, sejamos amigos.

_____

_____

_____

D. APLICAÇÃO DA SABEDORIA ANTIGA

Use a seguinte mudança pragmática de atitude para ajudar você a reestruturar a visão conceitual que você tem do mundo à sua volta:

Assegure-se de que está encarando seus temores diretamente, frente a frente. Em vez de se agarrar superficialmente a algo que lhe proporcione uma segurança infantil, aprenda a abrir mão desses antigos truques de alívio psicológico temporário. Ao mudar de atitude, você pode transformar a paralisia da insipidez entorpecente em estímulo de adrenalina, para melhorar sua atuação. Reconheça o fenômeno positivo de ter "um frio no estômago"; essa sensação pode assegurar uma atuação inspirada e surpreendentemente nova. A forte metáfora, Abrace o Tigre, na prática do Tai Ji, foi criada exatamente para esse aprendizado. Essa fera encarna o poder multidimensional da beleza cega, da força impiedosa, da paixão divina, assim como a qualidade suave e amorosa do cordeiro. Essa mudança para um conceito do Tao transforma algo feroz e assustador em algo iluminado e inocente. Abrace o seu Tigre!

A Mente que Pensa, a Mente que Julga

No Livro Chinês das Mutações, o *I Ching*, você é incentivado a cultivar apenas atitudes produtivas em relação a si mesmo, já que você é o produto de tudo o que você coloca na mente. Toda atuação em esportes, exercícios e vida, é um forte reflexo de seu diálogo interior. Assim como o Tao, você é um processo natural, e, se ignorar essa antiga lei natural, você estará se programando para a miséria e o fracasso.

Quando encontramos atletas autocríticos, perguntamos a eles se falariam com seus amigos da mesma forma. "Claro que não!", costumam responder. Incentivamos que sejam amigos de si mesmos, da mesma maneira que são de outras pessoas na mesma situação. A autocrítica tem o mesmo efeito da crítica alheia; faz com que você comece a desconfiar de si mesmo; você perde a confiança na sua capacidade de atuação.

Isso aconteceu a um candidato americano no tênis, logo após ele ter sofrido uma derrota devastadora. De acordo com o que ele próprio dizia, ele era desleixado, lento, não era bom o suficiente e provavelmente deveria sair do campeonato nacional. Sua atuação, nos meses seguintes, refletiu seu diálogo interior, e ele estava quase desistindo do tênis. O treinador mostrou-lhe como esse jogo desapontador poderia se transformar numa oportunidade para que ele encarasse a sua situação como uma crise interior, onde ele não somente poderia melhorar seu modo de jogar, mas também crescer como pessoa. O tênis tornou-se para ele o caminho da autodescoberta, e ele começou a utilizá-lo para se entender melhor e aprender como ele próprio estava sendo um empecilho para atingir a grandeza. Essa transformação da consciência permitiu que ele parasse de se maltratar e encontrasse compaixão, por meio do uso de afirmações positivas. Essa recém-descoberta abordagem de boa forma interior permitiu que ele se descontraísse e atuasse em níveis mais elevados, no ambiente interior, sem a hostilidade que havia criado. Sua autocompaixão teve um efeito em ondas também no seu time. De acordo com a antiga noção chinesa de "efeito em ondas", quando você joga uma pedrinha na água, isso afetará diretamente tudo o que estiver na água. A partir de seu ambiente interior de paz, ele fez com que outros ao seu redor atuassem de um modo mais descontraído.

Disposições mentais negativas bloqueiam o seu progresso, inibindo a sua coragem, confiança, concentração e entusiasmo por esportes e boa forma. No fim, a mente supercrítica irá desencorajá-lo completamente de participar em qualquer atividade relacionada com o físico. Atualmente, apenas quinze por cento da população adulta participa de algum tipo de esporte, programa de boa forma ou que tenha alguma relação com exercícios. Essa percentagem incrivelmente pequena deve-se, em grande parte, à crítica feita por treinadores, professores e pais insensíveis e também pela própria pessoa. Há centenas de anos sabemos que somos o produto do nosso meio ambiente, do que o mesmo diz a nosso respeito e do que nossa mente pensa a respeito dos comentários.

Só para ver como uma mente julgadora pode ter um impacto físico, emocional e espiritual em você, recite estas palavras vez após vez, em voz alta: "Sou um atleta perdedor, inútil e fora de forma." Agora preste atenção em como você sente quando diz: "Sou um atleta extremamente em forma, forte, vibrante e talentoso." Agora estenda seu braço e peça que alguém o puxe para baixo, enquanto você recita cada frase. Tente resistir toda vez que seu braço for puxado. Observe como você fica mais forte quando escolhe palavras que dão valor, sem criticar. Note também como você se sente, no fundo do coração e do espírito, quando se liga a uma mente mais positiva e não-julgadora.

Esportes e exercícios são o meio ambiente perfeito para examinar o que acontece quando você cria uma "mente dançante", uma Mente Tao sem julgamento. Quando você se surpreender bancando o juiz crítico durante um exercício ou um jogo, abra mão dos comentários críticos e entre em sintonia com o Tao, com a maneira mais natural, dizendo: "Estou aqui, fazendo a coisa que mais gosto de fazer no mundo, tentando me divertir um pouco." Siga essa afirmação com uma imagem rápida de boa atuação, com alegria e satisfação extremas. Observe como o seu humor muda rapidamente e o seu espírito se vivifica.

Para ajudar a si mesmo, faça uma lista de seus próprios comentários desencorajadores (não sou bom o suficiente; não mereço; sou velho demais... gordo demais... lento...) que você recita em relação ao seu esporte ou vida física. Em seguida, crie imediatamente uma lista de opostos, de afirmações positivas que, quando recitadas todos os dias, regularmente, levarão você rumo ao seu melhor eu emocional, físico e espiritual.

Use os seguintes exercícios que o ajudarão a cultivar seu talento interior, e alimentar e reforçar um diálogo interior positivo. Lembre-se, também, de que você deve preceder seus exercícios ou atividades esportivas diárias de uma sessão de dez minutos de visualização e respiração na Mente Tao, a fim de se descontrair e se concentrar no modo como você gostaria de agir no seu regime de exercícios.

A. OBSERVAÇÃO DA RESPIRAÇÃO

- Inspire devagar pelo nariz e observe, com os olhos fechados, a "nuvem branca" encher completamente seus pulmões.
- Suspenda a respiração por alguns segundos (de três a cinco) e observe o ar limpo indo para todas as extremidades do seu corpo.
- Expire e observe a "nuvem enfumaçada e sem oxigênio" saindo pelo nariz como dióxido de carbono. Veja-a dissolver-se e desaparecer.
- Suspenda a respiração por alguns segundos (de três a cinco) e imagine o vazio em seus pulmões.
- Repita esse processo de observar a respiração umas dez vezes ou mais e note a calma descontração que toma conta de você.

B. VISUALIZAÇÃO

Outra vez, no descontraído estado da Mente Tao, com os olhos fechados:

- *Veja* a si mesmo "anotando", num pedaço de papel, palavras que o descrevam negativamente.
- *Olhe* para as palavras no papel; depois amasse-o numa bola.
- *Acenda* mentalmente um fósforo e ponha fogo nessa bola.
- *Observe-a* enquanto ela se desintegra em cinzas e é levada pelo vento, para sempre.
- *Veja* a si mesmo "anotando" palavras que alimentem o seu espírito.
- *Coloque-as* em lugares visíveis pela casa e "ouça" a si mesmo recitando-as.

- *Sinta* a força que você ganha quando passa a usar palavras mais positivas.
- *Veja* a si mesmo como um atleta vibrante, um dançarino, e um ser humano cheio de vida.

C. AFIRMAÇÕES

Lembre-se de que o que se segue são exemplos de afirmações que reforçam as lições do Tao a serem aprendidas. Nas linhas em branco, crie algumas afirmações que sejam mais pessoais e relevantes à sua jornada. Faça experiências e divirta-se ao fazê-lo; use bem os cartões do fichário, colocando suas afirmações em vários lugares. Recite-as também para si mesmo durante a visualização, e visualize o que as palavras na verdade querem dizer.

Digo SIM a todo o meu potencial.

Desafio a mim mesmo a ser o máximo possível.

Tenho dentro de mim tudo de que preciso para realizar o meu desejo.

Sou um espírito alegre, sorridente e dançante.

_____

_____

_____

D. APLICAÇÃO DA SABEDORIA

Use a seguinte mudança pragmática de atitude, para ajudar você a reestruturar a visão conceitual que você tem do mundo à sua volta:

Lembre-se, a natureza é espontânea; ela é não-interferente; é mutável e aceitadora. Ela é desprovida de julgamento. Aprenda a confiar em seu poder pessoal, em sua integridade. Quando você se sentir autocrítico, retorne à unidade coração-mente e continue com seu esporte ou exercício sem excessivo stress e conflito. Sua natureza Tao se recusa a ser crítica ou julgadora. Seu corpo-mente pensa e dança como um todo, sem impedimento. Sugerimos que você contemple os oito princípios filosóficos do Tao na seção sobre a filosofia Tao, na Parte 1, para receber maior suporte e orientação para transformar esse conceito de mente julgadora numa Mente Tao mais aberta e receptiva.

O Poder da Afirmação "Eu Posso"

O *Tao Te Ching* nos lembra que os indivíduos avançados não possuem uma mente fixa. O Tao ensina que você deve ser flexível em suas crenças, porque a rigidez bloqueará seu crescimento. Disposições mentais fixas, tais como "não posso…", obscurecem as fronteiras ilimitadas de seu potencial. Essa sabedoria antiga também recomenda a importância de renunciar a suas crenças restritivas sobre o que pode e o que não pode fazer nesta vida. Saiba que sua força como atleta ou entusiasta da boa forma começa quando você muda sua consciência para a noção de abundância e fortifica a si mesmo com o poder do "Eu Posso".

A esta altura da jornada, abra-se para a Mente Tao, onde você aceita uma multidão de novas atitudes e possibilidades que incentivam você a ir em frente, liberto da filosofia do "não posso". Não fazer isso é ter uma mente fixa e rígida que produz um corpo rígido e tenso, atuações inflexíveis em esportes, exercícios e em todas as áreas da vida.

As palavras "eu posso" geralmente estão baseadas em evidência sugestiva, nada mais. A menos que você tenha tentado, provavelmente não consegue formular uma crença sobre o que pode e o que não pode fazer. Crer que você "não pode" vai cegá-lo para qualquer possibilidade de descobrir se pode. Isso se explica melhor com a alegoria da "caixa mágica dos desejos":

> Um homem de meia-idade queria encontrar alguém com quem compartilhar sua vida. Ainda que ele quisesse isso, na verdade não acreditava no "Eu Posso". Ele mencionou o assunto a um amigo, o qual sugeriu que ele visitasse uma certa pessoa que lia mãos e que tinha um tremendo sucesso em ajudar pessoas a criar relaciona-

mentos significativos. O homem concordou em fazer isso. Quando se encontrou com a vidente, ela lhe deu uma caixa preta mágica e instruiu-o a anotar seu desejo num pedaço de lenço de papel e depositá-lo na caixinha; então uma nova pessoa iria surgir em sua vida. Ele acreditou, seguiu as instruções e, logo depois, conheceu a mulher mais incrível, enamorou-se e casou-se dentro de seis meses. Ele então voltou à vidente, para compartilhar com ela a sua alegria, agradecer-lhe pela caixa mágica e perguntar a ela como funcionava. Ela explicou logo: "Não existem caixas mágicas. A mágica estava em você acreditar que conseguiria fazê-lo."

Isso nos faz lembrar as bem-escolhidas palavras do inventor Henry Ford: "Se você acha que pode ou acha que não pode você provavelmente está certo." Quando você acha "Eu Posso", você cria a oportunidade para mudanças de atitudes. Essas simples palavras podem permitir que você descubra, dentro da paixão do dia, esperança, determinação, fé, motivação, comprometimento, confiança, concentração e excitação, todos os sentimentos da alma que levam você a possibilidades maiores, mais satisfatórias, não apenas nos esportes, mas também na vida. Pensar "Não posso" apaga e mata o espírito, e sabota todos os seus esforços ou tentativas de conseguir o que merece.

O que podemos ver com relação ao nosso trabalho com atletas de elite, sejam olímpicos, profissionais ou universitários, é que os melhores são os que têm em comum uma certa disposição mental. Eles "pensam" como campeões e adotam esse "Eu Posso".

Ela tinha 20 anos de idade, era mãe de uma criança de 2 anos e uma dentre os 22 filhos de uma família que lutava para sobreviver numa localidade rural dos Estados Unidos. Quando era criança, havia sofrido de pólio, e os médicos lhe disseram que provavelmente nunca andaria normalmente sem um aparelho. Entrando e saindo de hospitais durante a maior parte de seus primeiros anos de vida, essa pessoa comum nunca perdeu a coragem; ela acreditava na força do "Eu Posso" para vencer esse aleijamento. De uma maneira milagrosa, ela se tornou a primeira mulher a ganhar três medalhas de ouro nas Olimpíadas. Seu nome é Wilma Rudolph.

Assim como Wilma, você também é uma pessoa comum, capaz de coisas extraordinárias; você só precisa acreditar no "Eu Posso", e agir de acordo com isso. Diga "Eu Posso" e comece a fazer uma jornada sagrada, em busca da verdade; recolha dados que substanciem essa afirmação de poder. Essa nova disposição mental fará com que você se sinta vivo e abrirá o potencial extraordinário que você possui.

Em regimes de atletismo e boa forma, assim como na maior parte das coisas da vida, muitos de nós decidem, até antes de tentar, aquilo que podemos ou não fazer. Tente não ser assim tão rígido; quando começar a se sentir tenso, tente manter uma mente calma e flexível, e crer que tudo é possível, até que apareçam dados que provem o contrário.

Um corredor de classe nacional estava sentindo muitas dores no décimo quarto quilômetro de uma maratona. Em vez de desistir, ele disse a si mesmo "Eu posso conseguir" e foi até o fundo, para ver o que lhe restava. Ao dizer "Eu posso", ele encontrou reservas recônditas e descobriu como trabalhar com seu medo, sua fadiga e suas dúvidas. Esses ensinamentos sagrados permitiram que ele continuasse em frente quando, profissionalmente, ele se cansa depois de cinco dias ensinando, ou quando precisa encarar as fases finais de mudanças editoriais em seus livros, ou quando a vida parece fora de controle, já que ele é pai de três jovens cheios de testosterona.

Escolha, agora, uma atividade que lhe seja atraente e comece a desafiar seu espírito fazendo coisas que gostaria de fazer mas sobre as quais tem um passado inteiro repetindo-lhe "não posso fazer isso". Talvez seja uma aula de dança, de bateria, de artes marciais ou de yoga. Talvez você sempre tenha sonhado em fazer esqui aquático. Talvez você queira participar de uma corrida e competir na sua faixa etária. Tudo isso requer que você entre em ação e encare seus medos; lembra-se do primeiro capítulo? Ao dizer "Eu Posso", você se sentirá com energia e cheio de vida, especialmente quando descobrir que realmente "pode fazer". Fazendo assim, sua auto-imagem, um conceito de profundo interesse interior para a maioria de nós, será bastante acentuada. Lembre-se de que a maioria de nós consegue mudar a maneira como nos vemos simplesmente por modificar as crenças que temos em mente. Nessa jornada, coloque sua mente no estado de "Eu Posso", seu poder máximo para alterar não apenas a sua vida física, mas também o jogo mais completo da vida.

Use os seguintes exercícios para cultivar o talento interior e alimentar e reforçar a energia do "Eu Posso". Lembre-se, também, de que você deve preceder seus exercícios ou atividades esportivas diárias de uma sessão de dez minutos de visualização e respiração na Mente Tao, a fim de se descontrair e se concentrar no modo como você gostaria de agir no seu regime de exercícios.

A. OBSERVAÇÃO DA RESPIRAÇÃO

Outra vez, no descontraído estado da Mente Tao, com os olhos fechados:

O PODER DA AFIRMAÇÃO "EU POSSO"

- Inspire devagar pelo nariz e observe, com os olhos fechados, a "nuvem branca" encher completamente seus pulmões.
- Suspenda a respiração por alguns segundos (de três a cinco) e observe o ar limpo indo para todas as extremidades do seu corpo.
- Expire e observe a "nuvem enfumaçada e sem oxigênio" saindo pelo nariz como dióxido de carbono. Veja-a dissolver-se e desaparecer.
- Suspenda a respiração por alguns segundos (de três a cinco) e imagine o vazio em seus pulmões.
- Repita esse processo de observar a respiração umas dez vezes ou mais, e note a calma descontração que toma conta de você.

B. VISUALIZAÇÃO

Outra vez, no descontraído estado da Mente Tao, com os olhos fechados:

- *Escolha* a situação ou tarefa a respeito da qual você disse a si mesmo: "Não posso fazer isso; é muito difícil."
- *Veja* a si mesmo indo em frente e agindo exatamente como gostaria.
- *Sinta-se* entusiasmado quando sua atuação ultrapassa os limites do que se pode acreditar; sua confiança aumenta.
- *Sinta-se* orgulhoso por dar grandes passos e crer em si mesmo, sem se importar com as conseqüências.
- *Fique aberto* para as grandes possibilidades que estão à sua disposição.

C. AFIRMAÇÕES

Lembre-se de que o que se segue são exemplos de afirmações que reforçam as lições do Tao a serem aprendidas. Nas linhas em branco, crie algumas afirmações que sejam mais pessoais e relevantes à sua jornada. Faça experiências, divirta-se ao fazê-lo; use bem os cartões do fichário, colocando suas afirmações em vários lugares. Recite-as também para si mesmo durante a visualização, e visualize o que as palavras na verdade querem dizer.

Geralmente eu consigo aquilo em que acredito.

Posso me tornar tudo o que eu visualizar.

Eu tenho o poder do "Eu Posso".

Por que não?

_____

_____

_____

D. APLICAÇÃO DA SABEDORIA ANTIGA

Use a seguinte mudança pragmática de atitude para ajudar você a reestruturar a visão conceitual que você tem do mundo à sua volta:

Utilize-se da terra abaixo como algo que lhe proporciona uma base para recuperar a poderosa sensação de segurança e bem-estar. Concentre-se, então, profundamente dentro de si mesmo, no fogo que queima dentro do seu estômago. Esse é o lugar do "Posso", com o qual você precisa se conectar. Feche os olhos, sentado ou em pé, seguro e firme, e coloque ambas as mãos bem em cima do estômago. Respire profundamente e sinta o poder. Veja o fogo da vida queimando brilhantemente, e diga: "AH!". Repita: "Eu Posso! Sim, Eu Posso!" E "AH!AH!AH!" Agora continue seu exercício.

Renda-se ao Inalcançável

Lutar por perfeição é, em si mesmo, um ato de imperfeição. É uma tentativa de atingir o inatingível. A sabedoria do Tao incentiva você a se render à sua tendência de ser perfeito; quando você o fizer, a ansiedade, o *stress* e a tensão, causados pelas suas tentativas fúteis de fazer o impossível, serão reduzidos, você se sentirá melhor e sua atuação melhorará. Você também recuperará a sua alegria, realização e paixão pelos esportes e exercícios, ao entrar nessa região mágica com o puro espírito de divertimento, sem ter de ser o que não pode ser — perfeito. Render-se ao inalcançável, nos esportes e nos exercícios, treina você a desenvolver um sentido interior mais profundo de compaixão, quando você começa a compreender que vive num mundo onde até mesmo os maiores atletas são imperfeitos. Babe Ruth rebateu a bola mais de 1300 vezes, num esporte em que rebater 300 vezes é considerado um ótimo resultado, e, ainda assim, estava bem longe da perfeição. Paradoxalmente, quando você se fortalece espiritualmente por compaixão pelas próprias falhas, você começa a se aproximar da perfeição.

John Wooden, antigo treinador da dinastia Bruin de basquete da UCLA, sabe um pouco a respeito disso. Seus times dominaram a cena do basquete da NCAA durante quinze anos, vencendo numerosos campeonatos nacionais. Ainda assim, ele nunca insistiu em manter recordes perfeitos, mesmo durante uma temporada invicta. Ele se deu conta de que cada temporada era imperfeita e estava cheia de problemas e desafios. Ele sabia que a tensão e o *stress* de tentar ser invicto teriam causado bastante ansiedade nos seus atletas.

Temos, depois, a maravilhosa história de sucesso de John Thompson, treinador principal da Universidade de Georgetown, durante o jogo de basquete do campeonato da NCAA contra a Carolina do Norte. A universidade de Georgetown, fazendo um jogo quase perfeito, tinha uma chance de vencer nas finais quando Fred Brown se enganou, pensando que um jogador do time oposto era do seu próprio time e entregou-lhe a bola. Isso ajudou o jogo da Carolina do Norte e o grande John (1,90 m), seu treinador, foi até Brown, abraçou-o com seus longos braços e consolou-o. Disse ao atleta que ninguém é perfeito e que, sem ele, o time nem teria conseguido chegar às finais. A compaixão sincera de John, depois de uma tremenda derrota, criou grande união e lealdade entre os jogadores. Dois anos depois, a Universidade de Georgetown ganhou o campeonato, com Thompson, como treinador, exigindo superioridade, mas não perfeição. O time era psicológica e emocionalmente invencível, por causa de seus atos. De acordo com o *Tao Te Ching*, esforços para atingir a perfeição representam, na verdade, limites psicológicos e espirituais impostos por nós mesmos.

Quando você começar a jornada do Tao da Boa Forma Interior, seria bom mudar sua consciência e ceder à tentação de atingir a perfeição. A jornada será muito menos penosa se você o fizer. Uma abordagem da Mente Tao pode ajudá-lo a ver como todos os atletas e todos os seres humanos cometem erros e são, por definição, seres imperfeitos. Desse modo, é perfeito ser imperfeito. Ser perfeito não é consistente com o ser humano; a perfeição pertence aos deuses.

A perfeição não passa de um guia para nos manter na linha, seguindo em direção ao melhoramento pessoal. Não deve ser uma meta ou um lugar a ser atingido. Quando, nos esportes ou exercícios, você se surpreende tentando ser perfeito, ou criticando-se por não sê-lo, diga a si mesmo que isso é tolice fútil, uma tentativa de atingir o inatingível. Seja bom para consigo mesmo e tente fazer o melhor que puder com o que tem. Imagine-se, então, atuando com superioridade e sinta-se bem com a sua escolha. A idéia é lutar por perfeição, sabendo o tempo todo que você não conseguirá atingi-la; ainda assim, devido ao esforço, você irá mais longe do que teria sido se não tivesse, desde o início, uma meta tão elevada. Quando você fizer isso, precisa se lembrar de ter autocompaixão e não medir seu valor como atleta ou pessoa pelos resultados. Você pode ser ótimo em qualquer coisa e ser, ao mesmo tempo, imperfeito.

Quando você comete um erro, veja-o como se a sua vida física estivesse lhe dando uma oportunidade de levar em frente sua boa forma interior; você está aprendendo a ter um coração bondoso e a desenvolver flexibilidade, a fim de ver a imperfeição como ela realmente é. Quando você tenta atingir a perfeição nos esportes, na boa forma e na vida, seja moderado nas suas atitudes e renda-se; não lute contra essa perfeição, e você seguirá em frente. Lembre-se que, de acordo com o Tao, suavidade é força. Liberando a necessidade de ser perfeito, você reduz a ansiedade e a tensão, e começa a sentir-se bem com você mesmo, em todos os aspectos do esporte e da vida.

Como sugestão, substitua perfeição (um conceito orientado para o resultado) por excelência (um conceito baseado no modo de fazer), que faz sua atenção convergir novamente para o interior, em buscas mais elevadas, tais como orgulho, auto-estima, coragem, perseverança, satisfação e divertimento, na execução de um plano bem-elaborado ou de uma habilidade mecânica em particular. Seu valor próprio sempre deveria se calibrar pelo processo de como você "faz o jogo", dentro e fora do gramado. Os resultados, assim, se tornam subprodutos desse processo bem-sucedido baseado na sua alma.

Use os seguintes exercícios que o ajudarão a cultivar seu talento interior, e a alimentar e reforçar o processo da excelência. Lembre-se também de que você precisa preceder seus exercícios ou atividades esportivas diárias de uma sessão de dez minutos de visualização e respiração na Mente do Tao, a fim de se descontrair e se concentrar no modo como você gostaria de agir no seu regime de exercícios.

A. OBSERVAÇÃO DA RESPIRAÇÃO

Outra vez, no descontraído estado da Mente Tao, com os olhos fechados:

- Inspire devagar pelo nariz e observe, com os olhos fechados, a "nuvem branca" encher completamente seus pulmões.

- Suspenda a respiração por alguns segundos (de três a cinco) e observe o ar limpo indo para todas as extremidades do seu corpo.

- Expire e observe a "nuvem enfumaçada e sem oxigênio" saindo pelo nariz como dióxido de carbono. Veja-a dissolver-se e desaparecer.

- Suspenda a respiração por alguns segundos (de três a cinco) e imagine o vazio em seus pulmões.

- Repita esse processo de observar a respiração umas dez vezes ou mais, e note a calma descontração que toma conta de você.

B. VISUALIZAÇÃO

Outra vez, no descontraído estado da Mente Tao, com os olhos fechados:

- *Escolha* um projeto, no trabalho ou em casa.
- *Veja* a si mesmo fazendo um trabalho excelente.
- *Sinta* o incômodo e o desânimo de cometer um erro.
- *Julgue-se* a si mesmo como incompetente, e então —

- *Diga:* "Pare!"
- *Valorize-se,* dizendo: "Sou uma pessoa muito capaz e competente."
- *Aprenda* desse revés, e vá em frente, até o fim.
- *Sinta-se* descontraído, calmo e satisfeito, fazendo um trabalho superior, até o fim.

C. AFIRMAÇÕES

Lembre-se de que o que se segue são exemplos de afirmações que reforçam as lições do Tao a serem aprendidas. Nas linhas em branco, crie algumas afirmações que sejam mais pessoais e relevantes à sua jornada. Faça experiências e divirta-se ao fazê-lo; use bem os cartões de fichário, colocando suas afirmações em vários lugares. Recite-as também para si mesmo durante a visualização, e visualize o que as palavras na verdade querem dizer.

Vejo a beleza natural de tudo o que existe, do jeito que existe.

Tenho perfeita visão para administrar a minha imperfeição.

Minha imperfeição é um trampolim para um crescimento constante.

_____

_____

_____

D. APLICAÇÃO DA SABEDORIA ANTIGA

Use a seguinte mudança pragmática de atitude para ajudar você a reestruturar a visão conceitual que você tem do mundo à sua volta:

> *Não adianta lutar, nadando contra a corrente; empurrar o rio e gastar energia. Quando você se sente derrotado por uma atuação menos do que perfeita, mude sua perspectiva para uma nota mais positiva. Se o vento derrubar você, transforme-se no vento. Quando as ondas são fortes demais, transforme-se num oceano. Enfune as velas e veleje, em vez de remar sem fôlego. Mergulhe no meio das ondas, deixe-se levar por elas. Abra suas asas para cavalgar o vento. Esses movimentos são tipicamente Tai Ji e fazem sua mente dançar, propulsionando seu corpo à ação. Tudo é possível. Encarne esses princípios em todo o seu corpo e harmonize-se com as imperfeições da natureza.*

Esforço sem Esforço

Perguntaram a Vince Stroth, estudante de Tao e atacante dos Houston Oilers, como ele conseguia sobreviver à terrível pancadaria que recebia dos seus oponentes. Ele disse que se esforçava para seguir o plano do jogo: sem esforço, ele pegava o jogador da defesa do time contrário e desviava sua força para o lado, em vez de opor-se a ela. Quanto mais duro o ataque, menos esforço era requerido para que ele dirigisse sua força para o chão, longe da bola.

O antigo livro chinês das Mutações e Transformações, o *I Ching*, fala sobre a sabedoria de usar um quilo para desviar uma tonelada. Parece que Vince já sabia disso. O Tao continua fazendo-nos lembrar como as partes mais flexíveis deste mundo vencem as mais rígidas. Em *The Art of War*, seu clássico livro sobre estratégia de conflito, Sun Tzu recomenda muito que sigamos o caminho do menor esforço. Em chinês, esse estado de esforço sem esforço se chama Wu Wei, que quer dizer: "Não faça o que não é natural." Não é natural empurrar, forçar ou lutar contra a corrente. É mais produtivo e tranqüilo seguir com a corrente e movimentar-se de acordo com o que a natureza provê. Esforce-se para se esforçar menos.

Você vê isso constantemente nos esportes e nos exercícios. Quando você se decide a diminuir, a ir mais devagar e a fazer menos esforço, sua atuação começa a melhorar. Esse princípio do esforço sem esforço foi demonstrado com sucesso pelos corredores olímpicos Ray Norton, Tommie Smith, John Carlos e Lee Evans. O treinador deles, Bud Winter, desenvolveu a lei dos 90%. Quando um corredor tenta atuar 100%, ele fica ansioso e tenso. Esforço em demasia bloqueia o fluxo do Qi, a energia vital, e diminui seu poder. Atuar nos 90% é mais descontraído e resulta em maior velocidade.

Digamos que você esteja tentando subir correndo um morro bem inclinado. Quanto maior o esforço que você fizer, mais difícil parecerá. Em vez de se esforçar, desfrute o cenário natural e tente deslizar, em vez de se empurrar morro acima. Quando algo atinge o limite total, a rigidez se assenta. Quando você levanta um peso, por exemplo, descontraia os músculos e, ao mesmo tempo, mantenha os braços firmes ao levantar o peso. Observe como você fica mais forte quando se esforça menos. Toda a sua atividade física aumentará, se você começar a se esforçar menos. Pode-se demonstrar isso facilmente fazendo flexões. Coloque-se na posição, relaxe os braços e o rosto e, sem esforço, faça duas flexões. Agora repita o processo com os braços tensos. Observe como é mais fácil quando você aplica menor força ou menor impulso. Talvez devêssemos chamar a isso de "levantamentos".

Quando você aprender a vantagem de prestar atenção ao fluxo e aos ritmos da energia no esporte e no programa de exercícios, e ver que forçar e empurrar é contraproducente, você começará a aplicar essa noção do esforço sem esforço ao resto da sua vida. Muitas vezes, sua perturbação, luta e dor são resultados de um esforço contínuo para forçar o que não pode ser. Você penetra rapidamente num vácuo espiritual, quando frustração, raiva, depressão e medo começam a tomar conta de você como resultado de suas tentativas fúteis de controlar o incontrolável. Um forte sentimento de paz interior é o resultado inevitável da prática do Wu Wei, uma ação que procura seguir o fluxo.

Quando você se surpreende forçando e se esforçando para acabar um projeto, você aumenta a chance de ficar num impasse. Os escritores são famosos por sofrerem do "bloqueio literário" quando tentam demais ser criativos. Quando acontece um bloqueio, concentre-se nos elementos espirituais interiores da alegria, da beleza e do fluxo da sua arte. Preste atenção nos resultados e observe como você se sente muito melhor com o seu trabalho quando ele começa a fluir mais suavemente. Diga a si mesmo que você está aqui só para se sentir bem com a tarefa, e não insista nos resultados. Pergunte a si mesmo: "Como posso agir com menor esforço?" E então siga o seu próprio conselho. Você praticamente terá de "não se preocupar" e, ainda assim, não ficar inteiramente "des-preocupado", nesse equilíbrio delicado de esforço sem esforço.

Observe a paz que você sente ao optar por pôr-se de lado, quando a tensão aumenta, em vez de forçar a sua opinião sobre outras pessoas; quando você opta por entrar num relacionamento e não força a situação; quando você opta por não forçar uma cura rápida quando está doente ou machucado. Já faz centenas de anos que os artistas de artes marciais sabem que, quanto menor o esforço que você faz, mais eficiente e espiritualmente sadio se tornará em tudo o que fizer.

Utilize-se dos seguintes exercícios que o ajudarão a cultivar seu talento interior, e alimentar e reforçar o esforço sem esforço. Lembre-se, também, de que você deve preceder seus exercícios ou atividades esportivas diárias de uma sessão de dez minutos de visualização e respiração na Mente do Tao, a fim de se descontrair e se concentrar no modo como você gostaria de atuar no seu regime de exercícios.

A. OBSERVAÇÃO DA RESPIRAÇÃO

Outra vez, no descontraído estado da Mente Tao, com os olhos fechados:

- Inspire devagar pelo nariz e observe, com os olhos fechados, a "nuvem branca" encher completamente seus pulmões.

- Suspenda a respiração por alguns segundos (de três a cinco) e observe o ar limpo indo para todas as extremidades do seu corpo.

- Expire e observe a "nuvem enfumaçada e sem oxigênio" saindo pelo nariz como dióxido de carbono. Veja-a dissolver-se e desaparecer.

- Suspenda a respiração por alguns segundos (de três a cinco) e imagine o vazio em seus pulmões.

- Repita esse processo de observar a respiração umas dez vezes ou mais e note a calma descontração que toma conta de você.

B. VISUALIZAÇÃO

Outra vez, no descontraído estado da Mente Tao, com os olhos fechados:

- *Empenhe-se* numa tarefa — relacionada com esportes, exercícios ou com a sua profissão — que geralmente requer grande esforço.

- *Veja* a si mesmo fazendo-a sem esforço.

- *Sinta* a leveza da tarefa e recuse-se a ficar obcecado com o nível de dificuldade.

- *Sinta-se* a si mesmo esforçando-se menos, deslizando ou flutuando para realizar a tarefa.

- *Sinta-se* relaxado mas eficiente, suave, forte.

- *Observe* como parece fácil e como, ainda assim, seu nível de atuação melhorou.
- *Sinta* a sensação intensa de terminar uma tarefa e de tê-la feito bem.

C. AFIRMAÇÕES

Lembre-se de que o que se segue são exemplos de afirmações que reforçam as lições do Tao a serem aprendidas. Nas linhas em branco, crie algumas afirmações que sejam mais pessoais e relevantes à sua jornada. Faça experiências e divirta-se ao fazê-lo; use bem os cartões do fichário, colocando suas afirmações em vários lugares. Recite-as também para si mesmo durante a visualização, e visualize o que as palavras na verdade querem dizer.

Consigo mais quando me esforço menos.

Com um corpo-mente descontraído, eu não me preocupo tanto e posso fazer mais.

Inspirando, expirando, estou muito bem.

Wu Wei sempre!

_____

_____

_____

D. APLICAÇÃO DA SABEDORIA ANTIGA

Use a seguinte mudança pragmática de atitude para ajudar você a reestruturar a visão conceitual que você tem do mundo à sua volta:

Revise a filosofia Wu Wei na Parte 1. Imagine-se um com o cavalo, cavalgando sem arreios, sentindo a graça do galope desse animal selvagem, sem reduzir e controlar seu potencial poderoso com arreios e selas.

Aqui, mais uma vez, distinga entre velejar ou remar, esquiar morro abaixo ou escalar uma montanha, surfar ou fazer esqui aquático, puxado por um barco a motor.

O Deleite da Dança

Mais uma vez, o *I Ching* nos fornece o incentivo para ir à dança, que é o processo, não o produto. Quando você centraliza a sua atenção no momento e age em harmonia com o instante, sentirá maior paz interior e realização. De acordo com o Tao, permanecendo no presente, você pode fazer menos e ganhar mais; você pode criar mais poder e energia pessoal que, paradoxalmente, farão com que você tenha uma influência maior nos resultados.

Quando a maioria de nós começa um programa esportivo ou de exercícios, nossos motivos e razões para participar geralmente são estreitos e específicos. Os aspectos mais universais, mais amplos, raramente são compreendidos. Quando você se deleita na dança, está fazendo com que sua concentração se abra e se expanda, e cria uma ponte entre o físico e o espírito, de forma que os esportes e exercícios toquem cada aspecto do seu ser. Pense na seguinte metáfora:

> Índios americanos e euro-americanos, ao deparar com uma manada de veados na floresta, têm reações bem diferentes. A primeira coisa que o euro-americano faz é contar os veados da manada, como se o resultado dessa conta pudesse contribuir com alguma coisa importante para a situação. O índio americano, por sua vez, fitaria a manada durante horas, observando, talvez, seu local de origem, e comentando sobre o seu destino. Se você pedisse um relatório numérico da manada, eles ficariam de boca aberta. Para o nativo americano, os imponderáveis espirituais da alegria, da satis-

fação e da realização são o resultado de estar empenhado no que está acontecendo; a beleza é a própria dança.

Muitos de nós estão de tal modo preocupados com resultados, com os aspectos técnicos e mecânicos de nosso jogo e da nossa vida, que não podemos ver a diversão ou o motivo pelo qual jogamos, apressando-nos, em vez disso, a atingir um alvo, como se isso fosse o objetivo de jogar ou de participar.

Pensamos que a maior parte da resistência que você possa sentir contra a atividade física e os esportes tem algo a ver com as pressões e tensões relacionadas com o esforço para conseguir resultados. Quando você se sente assim, saiba que a chave para manter sua paixão por esse determinado tipo de vida física é voltar à essência do próprio jogo ou experiência em si, viver o momento e apreciar a beleza da atividade.

Esse ponto está claramente ilustrado por dois amigos que jogam tênis. Jack, um ex-atleta de classe nacional, leva o jogo bem a sério, pratica diariamente e tem orgulho de sua reputação de vencedor contra duros oponentes. Jim tem uma abordagem mais zen do jogo; ele faz a bola flutuar sobre a rede, enquanto coreografa a dança entre ele mesmo e seu oponente. Satisfeito em manter o jogo nesse nível, Jim fica incomodado com o seu "sério" parceiro de tênis, que quer jogar uma partida e marcar pontos. Jim concorda com a situação. Forçando suas raquetadas, na esperança de vencer cada ponto, Jack fica frustrado e irado, quando Jim retorna cada bola com segurança com o seu modo "Tai Ji" de jogar tênis, flutuando e dançando pela quadra. Jim, sentindo-se em paz, calmo e alegre, ganha com facilidade duas partidas, por 6x1 e 6x0, o que deixa Jack frustrado.

Quando você descobrir que está sendo governado por escores e resultados em suas tarefas físicas, construa uma base mais forte e mais sublime; concentre-se no que você está fazendo e aprecie cada momento do jogo. Você pode conseguir isso perguntando a si mesmo: "Por que estou fazendo isso...realmente?" Entre em contato com os seus mais profundos motivos interiores para entrar nessa área específica de esportes e boa forma — a razão pela qual você está participando. Você descobrirá que isso não tem muito que ver com o resultado ou com o produto. O que toca você é o processo, a alegria, satisfação e diversão no uso de uma aptidão ou movimento em particular. Há uma forte ligação divina entre você e o esporte que você pratica. Essa é a dança à qual nos referimos, na qual você se entrega totalmente ao movimento natural de sua rotina física. Não é preciso pensar; silencie a mente consciente. Ponha tudo de lado; só brinque e dance a dança.

Muitos atletas de elite sentem essa concentração íntima, de completa absorção na tarefa, e você também pode experimentá-la. O atleta Danny Ferry, uma das estrelas dos Cavaliers de Cleveland, na NBA, descreve sua experiência com a dança como "um estado de quietude e paz, no qual estou completamente inconsciente do barulho dos espectadores; é uma zona mágica, onde tudo vai bem, uma absorção total no que estou fazendo, um estado fluido, sem necessidade alguma de controle, e uma sensação de transe, quando tudo se move suavemente, naturalmente, como se tudo fosse perfeito". Sua descrição veio depois da melhor atuação de sua carreira, com 34 pontos contra os Knicks de Nova York.

Desenvolver o poder de viver o momento é uma habilidade valiosa nos esportes, assim como também em outros acontecimentos da vida. Um modo de fazer isso é bloquear as distrações externas estreitando sua concentração em algum detalhe mínimo. Seu sistema nervoso central gosta de trabalhar com pequenos alvos.

Por exemplo, se você é um remador de competição, ouça o barulho do remo ao entrar em contato com a água. Se você é um jogador de beisebol, experimente manter o olho na bola, concentrando-se nas costuras da mesma quando a bola sai das mãos do lançador; se você é um corredor, sintonize-se com a sua forma, com a marcha e o fluxo do movimento; concentre-se no taco de golfe, na raquete ou na bicicleta, como se fossem extensões naturais do seu corpo. Se você é um jogador de golfe, "estacione" sua atenção na marca da bola e tente ver a cabeça do taco bater bem direto na mesma. Como tenista, veja cada ponto como um novo começo, e repita vez após vez a palavra "golpe" quando a bola bate no chão. Quando fizer um arremesso livre no basquete, concentre-se na frente do arco e veja a rotação perfeita das costuras da bola, enquanto ela desliza para dentro do arco, fazendo um ponto. Quando fizer os exercícios de observação da respiração, concentre-se na inspiração, como se uma nuvem branca entrasse nas suas vias nasais e pulmões e penetrasse todo o seu corpo.

O mesmo princípio se aplica à vida diária. Seja cozinhando, limpando a casa ou plantando flores, tente concentrar-se nas texturas, nos cheiros, nas cores, nos sabores, nos sons, em todos os momentos zen de alegria focalizada. Quando estiver distraído, dê umas respiradas profundas e retorne a um dos pequenos aspectos da tarefa. Todos esses requisitos requerem prática e tempo. Da próxima vez em que estiver lavando a louça do jantar, entre na dança da lavagem de pratos — como se fosse o Tao dos pratos.

Tome essas lições dos esportes e atividade física e aplique-as ao que faz na sua vida diária. Fique mais consciente das razões mais profundas e interiores pelas quais você segue o caminho que está seguindo. Ao fazer isso, você abrirá sua vida para possibilidades maiores de alegria, paixão e amor. Por exemplo, havia um homem triste, infeliz, que tinha um salário bem saudável vendendo um produto não muito saudável — o tabaco. Quando ele se concentrava no dinheiro, ficava temporariamente satisfeito. Sabendo que estava vendendo algo que contribui para a má saúde do globo, entretanto, criou uma dissonância cognitiva grande o suficiente para que ele sempre estivesse sofrendo emocionalmente. Ele não estava gostando da sua dança. No fim, mudou a ênfase do trabalho: decidiu esvaziar os bolsos e encher a alma. Ainda que não ganhasse tanto, financeiramente falando, ele se tornou imensamente rico, sentindo-se bem consigo mesmo e com o trabalho de coração que escolhera, de conselheiro de jovens com problemas emocionais.

O segredo para manter o fogo da paixão aceso noite adentro — seja nos esportes, nos exercícios ou em qualquer outra área da vida — é assegurar-se de que você gosta da dança. Quando você se concentrar na beleza e essência do jogo, da atividade ou seja lá do que for, você cessará de sentir a ansiedade e a pressão relacionadas com os resultados, e isso contribuirá para o seu nível geral de boa forma interior. Você se sentirá completamente bem.

Faça os seguintes exercícios que o ajudarão a cultivar seu talento interior, e alimentar e consolidar o processo e a dança. Lembre-se, também, de que você deve preceder seus exercícios ou atividades esportivas diárias de uma sessão de dez minutos de visualização e respiração na Mente Tao, a fim de se descontrair e se concentrar no modo como você gostaria de agir no seu regime de exercícios.

A. OBSERVAÇÃO DA RESPIRAÇÃO

Outra vez, no descontraído estado da Mente Tao, com os olhos fechados:

- Inspire devagar pelo nariz e observe, com os olhos fechados, a "nuvem branca" encher completamente seus pulmões.
- Suspenda a respiração por alguns segundos (de três a cinco) e observe o ar limpo indo para todas as extremidades do seu corpo.
- Expire e observe a "nuvem enfumaçada e sem oxigênio" saindo pelo nariz como dióxido de carbono. Veja-a dissolver-se e desaparecer.
- Suspenda a respiração por alguns segundos (de três a cinco) e imagine o vazio em seus pulmões.
- Repita esse processo de observar a respiração umas dez vezes ou mais e note a calma descontração que toma conta de você.

B. VISUALIZAÇÃO

Outra vez, no descontraído estado da Mente Tao, com os olhos fechados:

- *Visualize-se* ocupado em um jogo ou atividade física.
- *Observe* todas as distrações.
- *Concentre-se* num pequeno aspecto da atividade — o que está escrito na bola, por exemplo.
- *Diga* a palavra "fluir" repetidas vezes.
- *Sinta-se* a si mesmo sem tensão, descontraído e flutuante.
- *Veja* a sua atuação como sendo uma tarefa fácil e fluente.
- *Sinta-se* em sintonia. Só existem você e o jogo.

C. AFIRMAÇÕES

Lembre-se de que o que se segue são exemplos de afirmações que reforçam as lições do Tao a serem aprendidas. Nas linhas em branco, crie algumas afirmações que sejam mais pessoais e relevantes à sua jornada. Faça experiências e divirta-se ao fazê-lo; use bem os cartões do fichário, colocando suas afirmações em vários lugares. Recite-as também para si mesmo durante a visualização, e visualize o que as palavras na verdade querem dizer.

> Concentre-se nos passos, no fluxo, e continue dançando.
>
> Agora chegou a hora; divirta-se.
>
> Sou o dançarino e sou a dança.
>
> Vejo como ficar completamente absorto nos detalhes da minha atuação.
>
> _____
>
> _____
>
> _____

D. APLICAÇÃO DA SABEDORIA ANTIGA

Use a seguinte mudança pragmática de atitude para ajudar você a reestruturar a visão conceitual que você tem do mundo à sua volta:

Revise os princípios do Tao, especialmente na dança da polaridade Yin-Yang de Tai Ji. Concentre-se em sentir o Qi fluindo por todo o seu corpo, espontaneamente, sem empecilhos, sem tensão e sem pensar demais. Desfrute a corrida e a alegria fluente do Feng Liu (fluir do vento). Lembre-se: a Natureza é a Dança!

YEH

ESTÁGIO 2

*Acendendo a
Chama do
Ressurgimento
Físico*

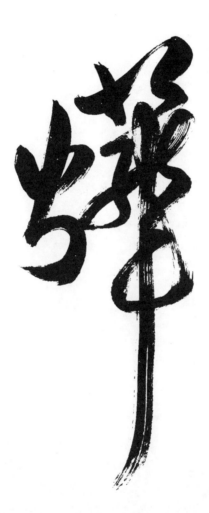

**Uma Labareda de Fogo
O Resplendor de Flores
Desabrochadas**

Aqui, no segundo estágio da sua jornada físico-espiritual, você começa a aprender como mudanças sutis de consciência podem incentivar você a ir em frente com seu programa físico de uma maneira mais emocionalmente sadia e mais interiormente dinâmica. Você descobrirá aqui o sentido da paixão pessoal, da aceitação de si mesmo e do profundo compromisso pessoal com o processo diário de exercício, tanto físico quanto interior. Você começará a entender que não se arriscar pessoalmente nesta vida é, na verdade, o maior risco de todos. Em vez de seguir cegamente a filosofia do "para valer precisa doer", você verá como pode ganhar sem esforço, não apenas nos esportes e nos exercícios, mas na vida como um todo. Para vencer sua inércia para com o exercício, você aprenderá o modo de projetar seu Qi, sua energia vital, para fazer ressurgir a energia, quando isso for necessário. Finalmente, para aqueles de nós que têm dificuldade em esperar por gratificação, aplica-se o paradoxo chinês: Vá devagar, chegue mais cedo. Assim como com cada estágio dessa jornada, você será encorajado a se concentrar no puro espírito do jogo, um lugar mágico onde você pode ter a oportunidade de utilizar seu trabalho físico para cultivar uma boa forma interior profunda.

O Poder da Paixão

Todos os dias, ao chegar do trabalho, ele se reunia à criançada da vizinhança para jogar uma emocionante partida de taco. Os esgotos eram as bases e cabos de vassoura eram os tacos; eles brincavam por horas a fio, até que ficasse escuro demais para ver a bola. Ele jogava com fogo nos olhos e paixão no coração, acendendo em cada jogador esse espírito de entusiasmo. Ele tinha a força do amor pelo esporte, aquele ingrediente mágico que permite que cada um de nós consiga ultrapassar os obstáculos e barreiras que bloqueiam o nosso potencial. A maneira como ele jogava nas ruas de Nova York era apaixonada, com o mesmo amor que ele carregou com ele para o trabalho como meio-campista do então time dos Giants, de Nova York. Ele foi um dos maiores e mais apaixonados atletas que já existiram no beisebol. Seu nome: Willie Mays. Ele gostava do que fazia e instilava esse amor em todos que jogavam com ele, jovens e velhos. Ele havia atingido uma meta que poucos pensam poder atingir: criar um elo entre vocação e diversão. Imagine só, ser pago para fazer o que você faria de qualquer maneira, mesmo se não fosse pago.

Seguir o Tao é seguir o caminho da paixão. É o modo como a vida deveria ser vivida. Provar dessa poção mágica é um aspecto importante da alegria, da satisfação e do sucesso em qualquer empreendimento da vida. Experimentar esse tipo de coisa nos esportes e nos exercícios ajuda você a sentir esse poder e incentiva-o a buscá-lo em outras áreas da vida.

Primeiro, comece a buscar um esporte ou programa de boa forma que sirva bem certinho em seu espírito (supondo que você já não tenha feito essa busca). Com isso, queremos dizer escolher uma atividade que coincida com suas habilidades, talentos e, sobretudo, suas paixões, ou o que você intuitivamente sente ser o melhor para você; isso o ajudará a enfrentar o medo, o fracasso, os reveses e as ansiedades que talvez tenha no início. Isso irá ajudá-lo a ir para o topo, em vez de precisar lutar para chegar lá. Escolhas assim permitirão que você permaneça motivado e mantenha seu interesse no físico; sem essa conexão apaixonada, exercícios, boa forma e esportes sempre seriam uma luta para você.

Isso não quer dizer que não haverá luta no caminho da paixão. A diferença é que, por intermédio da paixão, você ficará mais bem equipado para ultrapassar as barreiras. Um remador de caiaque, de classe mundial, fala sobre o rio como uma metáfora da jornada interior da paixão na vida como um todo:

> Você deve amar o rio e todas as suas personalidades; ele muda constantemente de direção e, às vezes, parece estar voltando para onde começou. A velocidade aumenta rapidamente nos locais estreitos e diminui de maneira dramática quando o rio fica mais largo. Algumas vezes, a água é clara; outras vezes, turva e escura; divertida, mas plácida; furiosa, mas calma. Se tentar diminuir a velocidade quando o rio vai mais rápido, você terá de lutar; se acelera quando ele se acalma, ele oferecerá resistência. Você não pode apressá-lo. Reme rio acima e a frustração tomará conta de você. Você pode optar por dar um fim à viagem a qualquer momento, mas terá de pagar pelas conseqüências. Para ter uma jornada muito divertida, dê a si mesmo poder sobre o rio e sinta os aspectos espirituais que ele tem a oferecer. Se você pudesse ver o caminho do rio (sua jornada interior) de uma perspectiva mais elevada, veria claramente que há progresso e fluência naturais, uma jornada de altos e baixos, de reviravoltas e surpresas, de horas turvas e claras. Deixe rolar! Você precisa confiar — isso é uma necessidade, se quiser sentir um profundo sentido de paixão pela vida.

Observe como você fica ligado quando começa a escolher atividades que valham a pena fazer para si mesmo. Uma tarefa de amor é extremamente recompensadora, não importa quanto tempo você leve para aperfeiçoá-la. Aplique esse mesmo princípio em qualquer empreendimento de sua vida. Quando você escolher aquilo de que gosta, seja trabalho, relacionamentos ou um lugar para viver, tudo será mais fácil e sua satisfação será grande.

Quando identificar uma paixão, deixe que ela queime lá dentro, até consumir você. Quando fizer isso, repare como você se sente espiritualmente vivo. Você começa a sentir um formigamento, a experimentar uma sensação de realização e liberdade. Quando isso acontecer, sua vida (e seu mundo físico) mudará para sempre. É reconfortante olhar os anos que ficaram para trás, e ver que as melhores épocas, quando você se sentiu bem consigo mesmo, foram quando você estava sintonizado com o seu coração, com suas paixões e com aquilo de que você gosta, momentos em que sua alma e seu espírito se sentiram elevados. A maneira de sentir essa conexão é entrar em contato com o que você é e com o que você realmente deseja da vida. Pergunte a si mesmo o que você realmente valoriza, e então faça um elo entre o que você valoriza e a atividade que escolher. A seguir, pergunte-se que atividade nos esportes, nos exercícios ou na vida você escolheria, se o sucesso fosse garantido. Sua resposta provavelmente indicará uma paixão por determinado jogo, acontecimento ou atividade em especial. Siga o seu coração e a paixão será sua pela vida afora.

Utilize-se dos seguintes exercícios para adquirir poder sobre a paixão. Lembre-se, também, de que você deve preceder seus exercícios ou atividades esportivas diárias de uma sessão de dez minutos de visualização e respiração na Mente Tao, a fim de se descontrair e se concentrar no modo como você gostaria de agir no seu regime de exercícios.

A. OBSERVAÇÃO DA RESPIRAÇÃO

Outra vez, no descontraído estado da Mente Tao, com os olhos fechados:

- Inspire devagar pelo nariz e observe, com os olhos fechados, a "nuvem branca" encher completamente seus pulmões.

- Suspenda a respiração por alguns segundos (de três a cinco) e observe o ar limpo indo para todas as extremidades do seu corpo.

- Expire e observe a "nuvem enfumaçada e sem oxigênio" saindo pelo nariz como dióxido de carbono. Veja-a dissolver-se e desaparecer.

- Suspenda a respiração por alguns segundos (de três a cinco) e imagine o vazio em seus pulmões.

- Repita esse processo de observar a respiração umas dez vezes ou mais, e note a calma descontração que toma conta de você.

B. VISUALIZAÇÃO

Outra vez, no descontraído estado da Mente Tao, com os olhos fechados:

- *Diga* para si mesmo todas as razões pelas quais sua atividade física anima e impressiona você.
- *Sinta* a alegria que isso produz, sabendo que essa é a razão pela qual você o faz.
- *Deixe-se consumir* pela paixão, enquanto o entusiasmo durar.
- *Sinta*, lá no fundo, os sentimentos que você tinha, ao começar a participar.
- *Sinta* a alegria que acompanha a paixão que você sente.
- *Jogue* com espírito de amor, sem julgar ou criticar.

C. AFIRMAÇÕES

Lembre-se de que o que se segue são exemplos de afirmações que reforçam as lições do Tao a serem aprendidas. Nas linhas em branco, crie algumas afirmações que sejam mais pessoais e relevantes à sua jornada. Faça experiências e divirta-se ao fazê-lo; use bem os cartões do fichário, colocando suas afirmações em vários lugares. Recite-as também para si mesmo durante a visualização, e visualize o que as palavras na verdade querem dizer.

Quando faço aquilo de que gosto, gosto daquilo que faço.

Acenderei o fogo do meu espírito para que acompanhe o meu corpo.

Sigo o meu coração, e isso é o melhor.

_____

_____

_____

D. APLICAÇÃO DA SABEDORIA ANTIGA

Use a seguinte mudança pragmática de atitude para ajudar você a reestruturar a visão conceitual que você tem do mundo à sua volta:

> O fogo é a chave da sua paixão. Preste atenção à área inferior do abdômen (Dantien-hara), a sensação interior do calafrio no estômago. Identifique uma chamazinha de calor lá dentro. Acenda-a com um som de "AH!". Sinta-a acender-se, encher o seu corpo com a energia do Fogo, ao se levantar, ereto. Coloque ambas as mãos na frente da barriga, com as palmas sentindo o calor. Inale profunda e completamente; solte a respiração, dando um passo à frente e gritando "OBAA!" com alegria, jogando os braços para cima. Imagine e identifique o seu corpo como uma chama brilhante, queimando forte, enquanto sua luz interior cintila.

Aceitação é Ação

Segundo o *Tao Te Ching*, aqueles que sabem aceitar, subirão, os que não sabem descerão. Uma disposição mental tranqüila, de aceitação, permite que você se ajuste com sucesso às circunstâncias. Resistência à mudança, ou ao modo como as coisas são, causa endurecimento, tensão, ansiedade e *stress*, que obstruem o seu potencial. Galhos de árvore muito rígidos quebram durante a tempestade. O bambu chinês se dobra suavemente e se levanta outra vez, inteiro.

 Aprender a aceitar não é fácil para ninguém. É uma forma de auto-realização, um enorme salto no escuro, que permite que você faça as pazes com o modo como as coisas são, e não como você acha que elas deveriam ser. Por sua própria natureza imprevisível, os esportes e os exercícios são mestres divinos que lhe dão a oportunidade de testar seus níveis de frustração, quando as circunstâncias ou os acontecimentos mudam rapidamente, sem aviso. Por exemplo, muitos atletas estão bem-preparados e treinados, mas, ainda assim, não vivem de acordo com a expectativa. Uma ciclista de classe nacional, que participou dos testes para a seleção olímpica, falou a respeito da sensação de incapacidade, quando estava lutando contra um "dia péssimo", durante esse importante acontecimento. "Como posso aceitar isso?", ela se perguntou. Lutar contra a realidade é aumentar a batalha. E foi o que ela fez. Sua ira e fúria com a situação de incapacidade impediu ainda mais os seus esforços. Quando você se encontra no meio de um "dia péssimo", em qualquer campo de atuação, o melhor é aceitar a situação, descansar e perguntar a si mesmo: "Já que estou fora, o que eu *posso* fazer agora?; o que sou capaz de fazer, já que não posso fazer tudo?" Perguntando-se essas coisas, você toma a iniciativa, fazendo algo que é possível, e reduz o *stress* e a ansiedade, associados à tentativa de apaziguar a luta. Quando as coisas não estão indo como devem, a aceitação e a adaptação podem ajudar você a funcionar em níveis mais elevados e, com isso, a se sentir interiormente melhor.

Muitos dentre nós têm dificuldade em aceitar mágoas ou doenças. Esses contratempos fazem seus esforços dar uma parada instantânea. Ainda assim, é nessas situações que esportes e exercícios oferecem uma oportunidade perfeita de crescimento interior, caso você se decida a utilizar essas horas em que está por baixo para refletir e meditar, uma hora para examinar seu programa de treinamento e levantar questões sagradas, tais como: "Onde estou? Para onde estou indo? Posso fazer melhor? Estou feliz com o que estou fazendo?" Eis uma situação que verdadeiramente testa o seu valor, se você é flexível o suficiente ou não, para seguir com o fluxo.

Ainda assim, é fácil resistir à aceitação. Talvez você tenha medo de que isso seja sinônimo de resignação, um estado de predestinação onde a ação é inútil. Nada poderia estar mais distante da verdade. A aceitação é verdadeiramente um sinal de que você está sintonizado com uma determinada situação e, sabendo quem você é, toma as necessárias providências que o ajudarão a melhorar seu potencial. Em geral, essa é a diferença entre sucesso e fracasso. A aceitação é uma escolha definida da alma, um ato profundamente espiritual, que leva você a ultrapassar o estado de inércia. Aceitar "a realidade" mostra uma força interior que requer um exame completo da situação, assegurando-se de que é necessário que você trabalhe adequadamente, adapte-se, e só então aja de acordo com isso tudo. Por exemplo, pessoas que moram nas regiões desérticas não são fatalistas a respeito da vida vegetal. Devido a um clima seco e quente, não plantam flores que precisem de muita água; aceitam o ambiente e plantam plantas suculentas. Aceitação — adaptação — ação. É a ação que impele você a ultrapassar o desamparo.

A aceitação do meio ambiente foi benéfica para o programa de basquete da UCLA. Durante os quatorze anos antes de seus primeiros dez campeonatos nacionais universitários, os Bruins não tinham campo próprio, e jogavam em diversos lugares. Segundo seu treinador, John Wooden, essa adversidade se transformou numa vantagem muito grande, já que eles ficavam bem descontraídos no campo "estrangeiro". Aceitar essa situação ajudou-os a transformar a adversidade em oportunidade.

Quando você começa a ficar fisicamente em forma e bem-condicionado, precisa fazer uma avaliação do seu estado atual e aceitar abertamente os resultados. Assim que você aceitar seu estado físico, comece a fazer o que é necessário. Lembre-se de que, ao fazer um inventário do que lhe falta, você precisa levar em consideração também o que você tem a seu favor, e assegurar-se de que está enfatizando essas qualidades (qualidades físicas, mentais e espirituais) que poderão encorajá-lo e acender o fogo do ressurgimento físico.

Uma vez aprendida a lição do Tao sobre aceitação nos esportes e no exercício, você está pronto para aplicá-la na vida como um todo. O segredo é enfatizar o que você tem, fazendo com que isso o mantenha flutuando durante os primeiros estágios do autodesenvolvimento, em vez de se concentrar totalmente no que lhe falta. Talvez você não seja o melhor orador, ou o professor mais cheio de conhecimentos neste momento, mas o seu carisma, charme e natureza amorosa inatos podem mantê-lo em ação até que possa desenvolver essas qualidades. Observe e alimente o que tem, e começará a desenvolver o que não tem. Basicamente, você precisa ter a graça e a sabedoria de aceitar os aspectos do eu que não pode modificar e alterar os que pode. O verdadeiro campeão esportivo, bem como o vitorioso na vida, não tem tudo. A gente só pode usar o que tem — repetidamente — e usá-lo bem.

Faça os seguintes exercícios que o ajudarão a cultivar seu talento interior, e alimentar e reforçar o conceito de aceitação. Lembre-se, também, de que você deve preceder seus exercícios ou atividades esportivas diárias de uma sessão de dez minutos de visualização e respiração na Mente Tao, a fim de se descontrair e se concentrar no modo como você gostaria de agir no seu regime de exercícios.

A. OBSERVAÇÃO DA RESPIRAÇÃO

Outra vez, no descontraído estado da Mente Tao, com os olhos fechados:

- Inspire devagar pelo nariz e observe, com os olhos fechados, a "nuvem branca" encher completamente seus pulmões.

- Suspenda a respiração por alguns segundos (de três a cinco) e observe o ar limpo indo para todas as extremidades do seu corpo.

- Expire e observe a "nuvem enfumaçada e sem oxigênio" saindo pelo nariz como dióxido de carbono. Veja-a dissolver-se e desaparecer.

- Suspenda a respiração por alguns segundos (de três a cinco) e imagine o vazio em seus pulmões.

- Repita esse processo de observar a respiração umas dez vezes ou mais e note a calma descontração que toma conta de você.

B. VISUALIZAÇÃO

Outra vez, no descontraído estado da Mente Tao, com os olhos fechados:

- *Note* todas as suas qualidades físicas positivas.
- *Veja-as* em ação.
- *Note* suas falhas.
- *Aceite-as* pelo que são.
- *Sinta-se* ajustando-se e se apoiando em todas as suas forças para auxiliá-lo.
- *Veja* a si mesmo desempenhando-se muito bem de acordo com as circunstâncias.
- *Sinta* a força que vem da aceitação, quando você se recusa a ficar estagnado.

C. AFIRMAÇÕES

Lembre-se de que o que se segue são exemplos de afirmações que reforçam as lições do Tao a serem aprendidas. Nas linhas em branco, crie algumas afirmações que sejam mais pessoais e relevantes à sua jornada. Faça experiências e divirta-se ao fazê-lo; use bem os cartões do fichário, colocando suas afirmações em vários lugares. Recite-as também para si mesmo durante a visualização, e visualize o que as palavras na verdade querem dizer.

Eu aceito, de modo que posso me ajustar, me avaliar, me adaptar e *agir*.

Tenho minhas deficiências; por isso crio coragem e vou em frente.

Estou perfeitamente satisfeito com o que faço.

_____

_____

_____

D. APLICAÇÃO DA SABEDORIA ANTIGA

Use a seguinte mudança pragmática de atitude para ajudar você a reestruturar a visão conceitual que você tem do mundo à sua volta:

A água é a metáfora do Tao a ser experimentada aqui. Sente-se e se descontraia por alguns momentos, antes e depois de cada exercício. Sinta o elemento água fluindo por todo o seu corpo, enquanto este se torna flexível e maleável como a água. Seu sangue está circulando por veias limpas, sem obstrução. Levante os braços acima da cabeça e recolha a fluente água do Qi que corre de volta para dentro do seu corpo. Sinta a sensação de cascata entrando por todo o seu corpo, desde o topo da cabeça, descendo pela espinha dorsal, pelas nádegas, para as pernas e os pés, e continuando a descer chão adentro. Sinta-se totalmente regenerado, só aceitando e recebendo a força viva da água.

Uma Promessa Sagrada

Neste estágio da jornada, você precisa se assegurar de que sua tentativa de adquirir boa forma física e interior dura toda a sua vida. Para que isso aconteça, pense na possibilidade de fazer a promessa de se dedicar e de perseverar. O *I Ching* nos faz lembrar de como todos os atos importantes são realizados com um esforço duradouro, sempre voltado para a mesma direção. Ele fala sobre como a perseverança positiva em todos os esforços leva à boa sorte. Faça a promessa e você obterá diariamente os benefícios totais do seu programa na sua vida.

    A perseverança não é um caminho forçado e empurrado. É preciso que você se descontraia e seja paciente, à medida que a situação gradualmente se desenvolve a seu favor. É melhor aproveitar e desfrutar a jornada, porque, na verdade, ela não tem um destino: não há um lugar aonde chegar. A boa forma física e interior nunca se acabam; recomeçam a cada dia da sua vida. Aceitar isso, e compreender sua importância na vida como um todo, é, por si mesmo, uma conscientização espiritual. Quando você persevera, começa a notar todos os benefícios pessoais positivos que há pelo caminho. Você pode chegar ao pico da montanha; pode escrever um livro tocante; você consegue achar um trabalho que alimente o seu espírito; você pode encontrar um relacionamento apaixonado e amoroso.

    É simples, mas, no começo, não é fácil. Cada dia, ao levantar-se, você precisa se comprometer com a sagrada virtude da perseverança e buscar modos pelos quais possa levar isso a cabo, praticando esportes e exercícios. Por exemplo, haverá uma hora em que você será atormentado pelos demônios da tentação de abandonar a luta, o jogo ou o programa. Imagine que está jogando tênis, que perdeu os dois primeiros *sets* e que agora está perdendo o terceiro por 5 x 0.

De repente, você se dá conta de que muito poucas pessoas conseguiram compensar uma desvantagem assim tão grande. Apesar disso, você decide que desistir não é uma alternativa. Você pisa fundo e decide jogar com integridade. Você começou a ver uma esperança, se é que se pode falar assim, e persevera, um ponto de cada vez. Você poderia fazer o retorno de sua carreira, não importa o seu aparente sucesso no placar, porque a vitória maior será a que vem de dentro. Você aprendeu a nunca desanimar, e a perseverar em cada um dos aspectos da sua vida.

Durante esse tempo de auto-expansão, é preciso que você se comprometa a ir até o fim. Prometa ir em frente, mesmo nos tempos de adversidade. Ao pensar em perseverança e comprometimento, sabemos que, para restaurar uma mesa antiga, a peça clássica tem de passar pelo sofrimento do duro processo de lixamento e, apesar disso, o que emerge é algo especial. Se alguém espera ser especial, deve perseverar mesmo quando é difícil continuar em frente. Esteja disposto a fazer tudo o que é necessário para seguir em frente. A perseverança é, por si mesma, uma escolha espiritual consciente, uma promessa sagrada, de devotar o tempo e o esforço necessários para realizar esse sonho de boa forma no seu espectro total. Se o seu nível de compromisso aumenta a cada dia, sua jornada será bem-sucedida e muito divertida. Comprometer-se a perseverar reduz qualquer hesitação que você possa ter, e seguir em frente virá com naturalidade. No momento em que você se compromete, a Providência, a benevolente guia da natureza, do Tao, toma as rédeas. Seus amigos, conhecidos e o universo todo parecem conspirar para dar a você a oportunidade de realizar o seu potencial. Assim, o ato de perseverar torna-se um afrodisíaco espiritual, excitando-o e estimulando-o para o exercício físico e interior.

Uma vez mais, esportes e boa forma são arenas ideais para testar a sua capacidade de perseverar. Lembre-se: a maioria das pessoas começa um programa de boa forma e pára, numa média de 13%. Com uma pequena mudança de consciência, sua concentração em boa forma começa a ficar mais ampla e seu interesse começa a aumentar, à medida que esses esforços dinâmicos se tornam óbvios. Quando você começa a ver as vantagens de perseverar com o seu programa físico, você descobre as vantagens no resto de sua vida como um todo. Por exemplo, ajustar o corpo num alto nível de atividade requer, para a maioria de nós, alguns anos. Com um treinamento diligente e perseverança, o corpo se torna capaz de suportar níveis maiores de esforço; ele prontamente se adapta ao *stress* que vem do condicionamento diário e consistente. Talvez, vendo isso acontecer no nível físico, você aprenda que a firmeza do esforço traz realmente uma recompensa. Você pode aplicar essa lição na sua profissão e na vida pessoal, e descobrir resultados semelhantes.

Talvez possamos lembrar aqui a perseverança de pessoas como o famoso Michael Jordan. Quando lhe disseram que ele não era bom o suficiente para jogar no time de basquete do seu colégio, ele trabalhou com diligência todos os dias e perseverou até provar que seu treinador estava errado. Um dos melhores livros do escritor Richard Bach teve sua publicação rejeitada 82 vezes; com perseverança, ele tornou-se um *best-seller*. Albert Einstein, Jonas Salk e Thomas Edison deram uma grande contribuição para o mundo porque perseveraram, a despeito de muitos reveses.

Às vezes, a perseverança pode parecer difícil ou problemática. Quando surgem as dúvidas e você começa a sentir que está vacilando na sua promessa, use as lições do Tao deste livro para se sentir confortado. Quando falhar na sua rotina diária, comece outra vez, um novo começo cheio de esperança e expectativas. Saiba que isso de começar e parar é natural; todo mundo passa por isso. Talvez seja mais importante permanecer nesse processo do que tentar atingir uma meta. Você mostra um sucesso verdadeiro quando decide se concentrar no processo, não no resultado e começa outra vez depois de haver parado. Esse é *o* verdadeiro compromisso: continuar em meio à adversidade. Durante difíceis períodos dessa jornada, lembre-se de que os reveses são naturais, e sair deles é escolha sua. Siga em frente, portanto, e comece outra vez todos os dias, praticando no jogo da vida o ato sagrado da perseverança.

Use os exercícios seguintes para cultivar a perseverança. Lembre-se, também, de que você deve preceder seus exercícios ou atividades esportivas diárias de uma sessão de dez minutos de visualização e respiração na Mente Tao, para se descontrair e se concentrar no modo como você gostaria de agir no seu regime de exercícios.

A. OBSERVAÇÃO DA RESPIRAÇÃO

Outra vez, no descontraído estado da Mente Tao, com os olhos fechados:

- Inspire devagar pelo nariz e observe, com os olhos fechados, a "nuvem branca" encher completamente seus pulmões.
- Suspenda a respiração por alguns segundos (de três a cinco) e observe o ar limpo indo para todas as extremidades do seu corpo.
- Expire e observe a "nuvem enfumaçada e sem oxigênio" saindo pelo nariz como dióxido de carbono. Veja-a dissolver-se e desaparecer.

- Suspenda a respiração por alguns segundos (de três a cinco) e imagine o vazio em seus pulmões.

- Repita esse processo de observar a respiração umas dez vezes ou mais e note a calma descontração que toma conta de você.

B. VISUALIZAÇÃO

Outra vez, no descontraído estado da Mente Tao, com os olhos fechados:

- *Prometa* a si mesmo: "Estou totalmente comprometido, pela vida toda, com o caminho da boa forma espiritual.

- *Sinta-se* saudável, vibrante e disposto a aprender, com a atividade física, as lições da vida.

- *Veja* a si mesmo saindo dos trilhos por algum tempo e, quando isso acontece,

- Faça novamente sua promessa e comece, mais uma vez, a seguir o caminho.

- *Sinta* a satisfação que provém de sua ligação com o seu compromisso.

C. AFIRMAÇÕES

Lembre-se de que o que se segue são exemplos de afirmações que reforçam as lições do Tao a serem aprendidas. Nas linhas em branco, crie algumas afirmações que sejam mais pessoais e relevantes à sua jornada. Faça experiências, e divirta-se ao fazê-lo; use bem os cartões do fichário, colocando suas afirmações em vários lugares. Recite-as também para si mesmo durante a visualização, e visualize o que as palavras na verdade querem dizer.

Começo o dia com alegria, com o compromisso de jogar com euforia.

Meu compromisso é continuar da melhor forma possível.

Digo apenas: "Sim, eu posso" e "Sim, eu vou".

_____

_____

_____

D. APLICAÇÃO DA SABEDORIA ANTIGA

Use a seguinte mudança pragmática de atitude para que ela o ajude a reestruturar a visão conceitual que você tem do mundo à sua volta:

> Acredite no poder do Qi e na constância da Mutação e da Transformação do I. Reúna todo o poder profundamente dentro do seu âmago-Dantien. Estenda bem os braços e as pernas, para entrar em contato com todas as mutações e a energia que vibra ao seu redor. Traga os braços de volta para o centro de seu corpo, e grite: "Sim" e "Ah". Faça isso diversas vezes, prometendo honrar e se submeter ao verdadeiro poder que existe dentro do seu corpo físico. Sinta-se maravilhoso e forte, com o seu centro Dantien fortalecido. Sorria, e continue com sua rotina de esportes ou exercício.

O Risco de Não se Arriscar

Charlie fora, por muitos anos, um dentista bem-sucedido, mas começou a sentir as dores do remorso. Ele sempre se perguntara como a vida seria caso tivesse escolhido o golfe como vocação. Quando compartilhava esse sonho com seus melhores amigos, eles diziam que isso era besteira infantil, impossível e perigosa. Com amor e encorajamento por parte da esposa, Charlie decidiu abandonar sua clientela, seguir sua paixão e pegar a estrada, a fim de ver se podia se qualificar para o circuito da Associação Profissional de Golfe. Ele estava decidido a devotar um ano inteiro de sua vida para descobrir se tinha o talento e a habilidade para jogar nesse nível. Charlie não se saiu tão bem quanto pensava; ficou triste, mas aliviado. Quando um de seus amigos lhe perguntou como ele pôde assumir um risco assim tão grande, ele comentou dizendo como teria sido desapontador caso *não tivesse* assumido esse risco, e viver com o remorso e o arrependimento de não ter tentado, e estar sempre se perguntando: "E se... ?" Ao responder dessa maneira, ele despertou o espiritual no seu amigo.

O risco de não se arriscar, que Charlie teve de encarar, é algo que muitos precisam enfrentar no curso da vida. Tanta coisa fica inexplorada apenas porque não temos a coragem de nos arriscar e seguir nossos sonhos, com medo de um possível fracasso. Não se arriscar é, sem dúvida, o maior de todos os riscos.

A sabedoria do Tao vê os riscos como um modo pelo qual a natureza torna você corajoso e forte por dentro. Isso faz parte de estar vivo, dando novo significado, riqueza e uma percepção mais profunda da vida. Os chineses descrevem o risco como uma excitação e uma aventura, uma experiência fora-do-corpo, que lhe dá a chance de renascer para uma nova vida.

Uma nova vida é o que Christie, uma ciclista de *mountain bike* profissional, experimentou. Sem muita confiança durante o circuito, mas cheia de espírito, ela mostrou como arriscar-se pode criar uma mudança positiva de atitude. Muitos atletas do mundo do ciclismo conhecem o arriscado e famoso "pulo sobre as águas", em Michigan. Quando ela o descobriu, ficou pensando: "No ano que vem eu tento." Apesar disso, sentindo-se deprimida devido a uma temporada desencorajadora, ela decidiu que o sucesso nisso poderia lhe dar um estímulo emocional e aumentar sua confiança. Depois de dez minutos de visualização no estado de Mente Tao, ela pedalou até o pico de um monte, colocou a bicicleta na marcha mais alta, desceu correndo com coragem e transpôs o obstáculo. Valera a pena correr esse risco, que lhe deu uma crença renovada em si mesma, como atleta e como pessoa. A palavra *coragem* está relacionada com a palavra francesa *coeur*, que significa "coração". Em chinês, a palavra para coragem também significa atrever-se. Christie atreveu-se a seguir seu coração, o que ela intuitivamente sabia que estava precisando. Nesse sentido, o seu risco tornou-se um ato sagrado de confiança e ação de acordo com o Tao, a verdade natural dela, o que ela sabia ser verdadeiro. Os esportes e os exercícios apresentam numerosas oportunidades de se arriscar e expandir-se interiormente.

Como acontece com a perseverança, os riscos são afrodisíacos espirituais, excitando você à vida, instilando nos que se arriscam estímulo, animação, motivação e uma profunda sensação de estar inteiramente vivo. Isso dito, é igualmente crucial compreender que o "barato" está no processo. O sucesso, assim como tudo o mais nessa jornada, é medido pela dança. A dança está cheia de verdades e lições que produzem uma vida mais ampla, se não até mais longa. É importante não medir sua auto-estima pelo resultado, depois de assumir o risco.

Arriscar-me em ciclismo e corrida na minha vida de atleta ensinou-me (a mim, Jerry) a importância de confiar e de seguir o meu coração. Aprendi, há muitos anos, que o ato de confiar é um estado mais elevado do que o de duvidar. Ainda que seja mais fácil duvidar, confiar é muito mais recompensador, espiritualmente falando. Descontente com a minha situação na Califórnia, decidi ir em busca do Santo Graal e encontrar o Nirvana em outro lugar. Após alguns anos de pesquisa, eu e minha família fomos atrás de meus sonhos e escolhemos, como nosso novo lar, a beleza do Colorado. Não foi nada fácil abandonar trabalho, amigos e família, assim como uma comunidade que havia sido o eixo do nosso sistema de apoio durante dezessete anos. Após seis meses em nossa linda casa recém-construída, no sopé da encosta oriental das Montanhas Rochosas, nós nos demos conta de que nosso maior medo tinha se tornado realidade: estávamos com saudades do nosso verdadeiro lar, em Santa Cruz. Exigiu muita coragem ir para o Colorado, mas mais ainda confiar nesses novos sentimentos. Quando olhamos para trás, para essa experiência, nossa perda em papel foi grandemente sobrepujada pela obtenção de um nível mais profundo e mais espiritual. Arriscar-se dessa maneira nos uniu como família, deu aos meus filhos um sentido maior de respeito por si mesmos e à minha esposa, Jan, deu uma perspectiva inteiramente nova sobre a sua confiança em negócios. Muito mais do que tudo isso, entretanto, foi a paz interior e a certeza que eu adquiri, sabendo exatamente onde eu gostaria de viver. Se não tivéssemos confiado no caminho do coração, ainda estaríamos espiritualmente inquietos, sempre imaginando por que a grama cresce melhor em outro lugar. Algumas vezes na vida, você precisa fazer uma viagem bem arriscada para descobrir que os tesouros que está buscando estão bem debaixo de seu nariz. Fazer uma viagem dessas sai bem caro, mas não é nada em comparação com os gastos da saúde mental.

Durante a jornada físico-sagrada, você terá muitas oportunidades de se arriscar e de confiar que elas podem levá-lo a aberturas e oportunidades em potencial, nos esportes e na vida. Talvez, quando confia, você se machuque uma vez ou outra, mas não confiar poderia levá-lo a uma vida de tormento. Quando surgem riscos, avalie a importância deles para você e disponha-se a abandonar o porto, abrir as velas e sair a velejar. Arriscar-se talvez pareça ameaçador e assustador, mas você precisa comparar a dor de se arriscar com o potencial de dor que há em não tentar. Desde que não ameace a sua vida, você precisa levar em consideração todas as possibilidades e recusar-se a deixar que novas dúvidas se ponham no seu caminho. Deixe que seus riscos físicos revigorem você interiormente, transformando-o em alguém interiormente em boa forma para arriscar uma mudança de profissão, uma mudança de endereço, uma volta à escola ou qualquer outro risco que, de vez em quando, olha você cara a cara. Se você se sente preso e sem coragem de se arriscar, pense nos riscos passados que deram certo. Qual foi o seu primeiro medo? Será que ele se concretizou? Como você se sentiu, depois de se arriscar? Será que não é um risco ainda maior não se arriscar? As respostas a todas essas perguntas talvez sejam o impulso que você precisava para começar e confiar nesse processo de risco. Quando você o fizer, simplesmente faça o melhor que puder e acredite que tudo sairá da melhor forma possível. Sinta a emoção de ter optado por sentir-se vivo.

Use dos seguintes exercícios, que o ajudarão a cultivar o talento interior e alimentar e reforçar a coragem de se arriscar. Lembre-se, também, de que você deve preceder seus exercícios ou atividades esportivas diárias de uma sessão de dez minutos de visualização e respiração na Mente Tao, para se descontrair e se concentrar no modo como você gostaria de atuar no seu regime de exercícios.

A. OBSERVAÇÃO DA RESPIRAÇÃO

Outra vez, no descontraído estado da Mente Tao, com os olhos fechados:

- Inspire devagar pelo nariz e observe, com os olhos fechados, a "nuvem branca" encher completamente seus pulmões.
- Suspenda a respiração por alguns segundos (de três a cinco) e observe o ar limpo indo para todas as extremidades do seu corpo.
- Expire e observe a "nuvem enfumaçada e sem oxigênio" saindo pelo nariz como dióxido de carbono. Veja-a dissolver-se e desaparecer.
- Suspenda a respiração por alguns segundos (de três a cinco) e imagine o vazio em seus pulmões.
- Repita esse processo de observar a respiração umas dez vezes ou mais e note a calma descontração que toma conta de você.

B. VISUALIZAÇÃO

Outra vez, no descontraído estado da Mente Tao, com os olhos fechados:

- *Imagine* que está se arriscando da maneira como sempre quis.
- *Sinta* a tensão nervosa e a ansiedade, sentimentos comuns quando se está arriscando algo.
- *Sinta-se* começando a se descontrair e a ficar calmo, quando começa a agir.
- *Ouça* as vozes de outras pessoas elogiando você por ter-se arriscado.
- *Sinta-se* bem satisfeito por ter tanta coragem de se arriscar.
- *Abra* o coração para poder aprender com a experiência.
- *Comemore!*

C. AFIRMAÇÕES

Lembre-se de que o que segue são exemplos de afirmações que reforçam as lições do Tao a serem aprendidas. Nas linhas em branco, crie algumas afirmações que sejam pessoais e relevantes à sua jornada. Faça experiências, e divirta-se ao fazê-lo; use bem os cartões do fichário, colocando suas afirmações em vários lugares. Recite-as também para si mesmo durante a visualização, e visualize o que as palavras na verdade querem dizer.

> Revivo quando me arrisco.
>
> Sinto o espírito guerreiro quando sigo em frente.
>
> Sei que serei bem-sucedido se tentar.
>
> Sou capaz de criar minha própria afirmação e estou pronto para criá-la.
>
> Vou fazer isso agora.

D. APLICAÇÃO DA SABEDORIA ANTIGA

Use a seguinte mudança pragmática de atitude para ajudar você a reestruturar a visão conceitual que você tem do mundo à sua volta:

> *Primeiro, acomode-se numa posição segura e confortável. Por um momento, descontraia-se. Não faça nada. Agora, de repente, dê uns passos para a frente, depois alguns para trás, dois para a esquerda, e dois para a direita. Descubra como se sente com essas novas afirmações, com estar onde está e ser quem é. Como você se sente? Não se sente entusiasmado com um fluxo energético de adrenalina? No exercício Tai Ji, a centralização só faz sentido se você a redefine, enquanto faz constantes ajustes para mudar. Divirta-se com a noção de Crise, em chinês, que vem a ser tanto "perigo" como "oportunidade". Arrisque-se. Salte para outra dimensão — surpreenda-se!*

Projete o seu Qi

O Tao nos ensina que a vida é um processo contínuo de mutação e crescimento, que ocorre em meio a energias Qi que circulam por toda a matéria. De acordo com a sabedoria antiga, o espaço que existe entre os céus e a terra está cheio de Qi. Artistas chineses, com as grandes pinceladas curvas de sua caligrafia, mostram o movimento fluido do Qi, as correntes de energia da natureza.

Em chinês, o Qi é aquela força ou energia vital profunda, dinâmica, espiritual, que você experimenta quando sua mente e seu corpo estão sincronizados. É uma força interior impossível de ser vista e difícil de explicar, mas, como a maioria dos conceitos do Tao, ela pode ser sentida. Por exemplo, peça que um amigo fique de frente para você, a uns dois metros de distância, e estenda o braço dele firmemente para o lado. Caminhe até o amigo, até chegar a esse braço. Agora faça isso outra vez, e, quando o fizer, olhe para um ponto além do braço estendido e caminhe "através" do braço até esse ponto distante. Note a diferença nessa segunda vez em que você projetou o seu Qi, a sua energia, à frente.

Qualquer exercício estimula o fluxo do Qi, criando um elo entre essas duas forças, a física e a espiritual. Você pode ver como o espírito das pessoas se revitaliza quando fazem yoga, dança ou a arte chinesa dos movimentos do Tai Ji. Observar a respiração, uma das técnicas usadas neste livro para cultivar seu talento interior, também restaura o seu Qi. A palavra para respiração, em latim, é *spiritus*. Quando você inspira, você recebe dentro de você o espírito e sente a inspiração, a energia de ser criativo. Caso você escreva ou pinte, por exemplo, pratique a respiração profunda antes do trabalho e você realçará e estimulará o fluxo de seus sucos criativos.

Nos esportes e em programas de boa forma, a regulação e projeção do Qi pode ser uma grande vantagem. Projetar sua energia num jogo ou exercício é um importante componente de estar totalmente presente em corpo, mente e espírito na atividade. Quando os atletas ficam no banco de reservas, eles geralmente têm problemas de atuação quando são chamados de repente para o jogo. Leva um pouco de tempo para que o seu nível de entusiasmo chegue ao nível que está fluindo no jogo. Algo semelhante ocorre com a exigência requerida no início de um exercício de boa forma, caso você tenha ficado sentado o dia todo atrás de uma escrivaninha ou no carro. Mudar de marcha não é nada fácil. Você pode, entretanto, aprender, com o uso da visualização, a projetar o seu Qi em lugares fora de seu corpo, particularmente numa área de atuação, antes de nela entrar. Dependendo do que a mente vê, seja energia ou cansaço, o sistema nervoso central aceita esse estado como se fosse real.

Atletas do time feminino da Universidade de Maryland, no campeonato de lacrosse da NCAA, perguntaram a mim, Jerry, como poderiam superar a chatice de ficar na reserva, de tal modo que, quando fossem chamadas a atuar, pudessem elevar seu nível de energia a ponto de igualar ao das jogadoras que já estavam no jogo. Pedi a essas atletas que respirassem profundamente e visualizassem a si mesmas no jogo, com todo o seu espírito, movendo-se na sua posição, fazendo o que fariam se fossem chamadas à ação naquele momento. Pedi que imaginassem a adrenalina, a corrida, a emoção e o movimento, como se estivessem, na verdade, jogando. As que seguiram minha sugestão experimentaram a transição do banco para o jogo com intensidade, sem problemas e de modo instantâneo, como se estivessem jogando o tempo todo, porque, quando projetaram mentalmente o Qi, a adrenalina começou a fluir. O sistema nervoso dessas atletas interpretou a visão que tinham como sendo real, e isso deu o sinal para que as glândulas adrenais respondessem de acordo. Quando projeta seu Qi por meio desse processo de imagens, você dá o sinal para a sincronização de milhões de acontecimentos neurais e musculares necessários para tornar tal experiência possível.

Pode-se dizer o mesmo a respeito de você e de sua rotina de exercícios quando uma explosão brusca de energia se faz necessária. Por exemplo, dirigir um carro até o ginásio ou academia drena a sua energia. Para poder entrar na rotina do exercício, projete seu Qi enquanto dirige. Visualize, num estado de Mente Tao, toda a alegria e emoção que você sente ao fazer o exercício. Com umas dez respirações profundas ou mais, sinta-se descontraído e pronto para mergulhar seu espírito, essa criança brincalhona, no regime do exercício. Siga o Tao respeitando a sua própria pulsação, ritmo, sentimentos e dança interior. Comece a sentir a transição do estado de estar sentado no carro para o estado de se exercitar com intensidade.

Também pode-se fazer isso se você estiver saindo para dar uma corrida, e chegar até o alto do morro parece uma coisa impossível; dissocie-se de sua meta e concentre-se, em vez disso, na energia que você tem para simplesmente correr e desfrutar os cheiros e sons da natureza. Antes de se dar conta, você já estará no alto do morro.

O meio ambiente é também um importante componente do Qi. Durante as Olimpíadas de Atlanta, os atletas americanos contam que receberam um estímulo adicional de seus barulhentos fãs. Carl Lewis, que ganhou a medalha de ouro nos saltos a longa distância, conta como ele estava quase sendo eliminado, quando os gritos da multidão lhe deram o que precisava para vencer a prova. Outros atletas afirmaram que, se não fosse pelo espírito dos expectadores "de casa", não teriam conquistado a medalha de ouro. Eles sentiram o Qi de um meio ambiente altamente amigo. Esforce-se para fazer seus exercícios, se possível, em ambientes que o encorajem e valorizem a sua atividade. Exercite-se com outras pessoas que fiquem encorajando você a continuar. "Faça" a sua rotina diante da platéia, no ginásio ou na academia. Ou fique sozinho em meio à natureza e absorva o espírito do seu meio ambiente.

A mesma coisa se aplica à vida como um todo. Nós dois vivemos perto do mar durante uma parte do ano, o que nos dá a energia das ondas e do sabor salgado do ar marinho. Quando Jerry vivia nas montanhas, ele recebia força das maciças formações rochosas. Para Chungliang, as plantações da região do Oeste proporcionam gloriosas alvoradas e crepúsculos, com muita energia Qi. Utilize sua capacidade de visualização — isso vale para todos nós, em qualquer situação — fazendo com que ela estimule o sistema nervoso. Por exemplo, sinta a energia Qi ao imaginar que está debaixo de uma cascata que derrama energia sobre todo o seu corpo. Ouça o seu estrondo e desfrute o banho purificador e a sensação de formigamento na sua pele.

Agora, para ter uma explosão de energia, tente fazer o seguinte exercício:

Fique em pé, estenda os braços em direção ao céu, visualize o seu Qi fluindo para além dos seus dedos e deixe que o Qi exterior (mais forte) entre pelas suas mãos através de seus dedos (de juntas descontraídas), e pelo espaço entre eles. Inspire ativa e profundamente cinco vezes e se estique; expire passivamente (solte o ar) e recolha e receba o Qi do além. Veja a si mesmo transcendendo gradualmente os exercícios de rotina de alongamento do corpo e adquira novas dimensões emocionais e espirituais. Sinta-se exultante e cheio de energia vital Qi, positiva e excitante.

Utilize-se dos seguintes exercícios que o ajudarão a cultivar o talento interior, e alimentar e reforçar a projeção do seu Qi. Lembre-se, também, de que você deve preceder seus exercícios ou atividades esportivas diárias de uma sessão de dez minutos de visualização e respiração na Mente Tao, para se descontrair e se concentrar no modo como você gostaria de agir no seu regime de exercícios.

A. OBSERVAÇÃO DA RESPIRAÇÃO

Outra vez, no descontraído estado da Mente Tao, com os olhos fechados:

- Inspire devagar pelo nariz e observe, com os olhos fechados, a "nuvem branca" encher completamente seus pulmões.
- Suspenda a respiração por alguns segundos (de três a cinco) e observe o ar limpo indo para todas as extremidades do seu corpo.
- Expire e observe a "nuvem enfumaçada e sem oxigênio" saindo pelo nariz como dióxido de carbono. Veja-a dissolver-se e desaparecer.
- Suspenda a respiração por alguns segundos (de três a cinco) e imagine o vazio em seus pulmões.
- Repita esse processo de observar a respiração umas dez vezes ou mais e note a calma descontração que toma conta de você.

B. VISUALIZAÇÃO

Outra vez, no descontraído estado da Mente Tao, com os olhos fechados:

- *Escolha* um tipo de esportes ou exercício do qual participar, que tenha um alto nível de energia.
- *Sinta-se* atuando com facilidade e agilidade.
- *Sinta* o bombeamento da adrenalina pelo seu corpo.
- *Sinta-se* entusiasmado e energizado, ao encher-se da emocionante energia Qi.

C. AFIRMAÇÕES

Lembre-se de que o que segue são exemplos de afirmações que reforçam as lições do Tao a serem aprendidas. Nas linhas em branco, crie algumas afirmações que sejam pessoais e relevantes à sua jornada. Faça experiências, e divirta-se ao fazê-lo; use bem os cartões do fichário, colocando suas afirmações em vários lugares. Recite-as também para si mesmo durante a visualização, e visualize o que as palavras na verdade querem dizer.

Eu absorvo abundante energia positiva de todo o meio ambiente que me circunda.

Envio meus sensores e receptáculos para tocar e receber todo o Qi positivo e energizante em volta de mim.

_____

_____

_____

D. APLICAÇÃO DA SABEDORIA ANTIGA

Use a seguinte mudança pragmática de atitude para ajudar você a reestruturar a visão conceitual que você tem do mundo à sua volta:

Teste, mais uma vez, sua projeção do Qi. Feche os olhos e sinta a luz e o calor internos, bem no seu âmago, e a energia ao seu redor. Acenda a "chama-piloto". Acenda a sua paixão. "Siga a Força!"

Vá mais Devagar, Chegue mais Cedo

A sabedoria do Tao aconselha a observação calma do desenvolvimento natural dos acontecimentos. Crescimento e avanço rápidos não são naturais. O potencial de uma pessoa desabrocha de uma maneira gradual. Portanto, é melhor evitar a pressa e desfrutar o momento à medida que você recebe o que lhe é devido. O filósofo taoísta Lao Tzu aconselha paciência e nos faz lembrar que as coisas ocorrem no seu devido tempo. Paciência é a habilidade de desfrutar e mergulhar a si mesmo no processo, no fluxo da vida, enquanto ela assume suas próprias formas e formatos.

Uma atleta foi ao seu treinador e perguntou-lhe quanto tempo levaria para que se transformasse numa triatleta de nível internacional. Ele assegurou que, se ela treinasse de modo apropriado, levaria de quatro a cinco anos para conseguir isso. Sentindo-se frustrada e inquieta com isso, ela lhe respondeu que não queria esperar tanto tempo. Numa tentativa de forçar a barra e chegar mais rápido, ela perguntou quanto tempo levaria se trabalhasse ainda mais, mais rapidamente e com maior esforço. A resposta foi: de dez a doze anos.

Você está entrando numa nova zona de tempo na qual diminuir o ritmo significa ir mais rápido. Esportes e exercícios criam diversas oportunidades para você ir devagar, desenvolver e praticar a sagrada virtude da paciência. Recomendamos que você desenvolva força nessa área pelo "Treinamento de Espera": Observe o fluxo natural dos acontecimentos e aja, então, de acordo com a situação. Isso requer vigilância constante, enquanto você monitora seu progresso em relação aos níveis de energia, de cansaço, de músculos doloridos, rotina, quedas, paradas, sopetões, entusiasmo e esgotamento. A precipitação, a conhecida doença do "quanto mais depressa melhor", invariavelmente causa prejuízos ou provoca doenças; e essa é a maneira pela qual a natureza nos diz que devemos ir mais devagar, reavaliar e dar um descanso.

Quando você reinicia um programa de exercícios ou de esportes, saiba que vai levar algum tempo para desenvolver o seu corpo e a capacidade de suportar as exigências físicas que lhe são impostas. Recuse-se a cair na armadilha de comparar-se com outras pessoas. Quando surgem empecilhos e obstáculos no caminho, não lute contra eles nem desanime. Aceite e reconheça esses reveses como sendo oportunidades de aprender enquanto se desenvolve fisicamente. Com paciência, você encontrará oportunidades, soluções e resoluções. Tente se apressar, e encontrará tensão, ansiedade e a penalidade máxima por "atrasar o jogo": ir mais devagar é realmente ir mais rápido.

É importante que você não pense em paciência como sendo a capacidade de suportar ou como um ato de perseverança. Veja-a, porém, como a disposição de estar em paz e dar a si mesmo tempo para seguir em direção ao seu alvo, sem estabelecer limites sobre quanto tempo levará para atingi-lo. A paciência é uma disposição mental que vai além da conotação de sofrimento. Isso não tem nada que ver com dor. Lembre-se de que, no esporte, como na vida em geral, as coisas não acontecem quando pensamos que elas devem acontecer, mas quando é a hora certa. De acordo com o Tao, existe um fluxo natural em todos os acontecimentos; o caos acontece quando se tenta apressar esse processo natural.

Sentir os efeitos imediatos da paciência, ou da falta dela, na sua arena física deveria tornar mais fácil a aplicação da sabedoria em outros aspectos da vida. Cruzando a cidade, você se sente frustrado, irritadiço e zangado quando o sinal fica vermelho sempre que você chega a um cruzamento. Se se apressar, você se arrisca a sofrer um acidente ou a receber uma multa por passar um sinal vermelho. Você chegará ao seu destino mais depressa e em segurança se vir cada parada ao longo do caminho como um momento oportuno para meditar, refletir sobre o que está indo bem na sua vida, respirar fundo, mudar a música ou apenas sentir a paz que vem de se desligar do caos do mundo lá fora.

A paciência é também uma virtude que pode ajudá-lo a esperar que seu avião decole. Talvez ele esteja atrasado porque algum problema mecânico precisa ser resolvido. No fim, a espera é recompensada com uma chegada segura. Outro avião, ao tentar manter o horário, passa por cima das normas de segurança e corre o risco de nunca chegar. Vá mais devagar, e chegue aonde precisa chegar mais cedo e com maior segurança.

Pense um pouco na corrida entre a tartaruga e o coelho. Com o auxílio das qualidades espirituais interiores de movimentos firmes, deliberados, constantes e lentos, a tartaruga chegou mais cedo do que o coelho, que era mais rápido, mas também mais espasmódico, inconsistente e cansado. A pressa é, de fato, inimiga da perfeição.

Utilize-se dos seguintes exercícios que o ajudarão a cultivar o talento interior, e a alimentar e reforçar o poder da paciência. Lembre-se, também, de que você deve preceder seus exercícios ou atividades esportivas diárias de uma sessão de dez minutos de visualização e respiração na Mente Tao, para se descontrair e se concentrar no modo como você gostaria de agir no seu regime de exercícios.

A. OBSERVAÇÃO DA RESPIRAÇÃO

Outra vez, no descontraído estado da Mente Tao, com os olhos fechados:

- Inspire devagar pelo nariz e observe, com os olhos fechados, a "nuvem branca" encher completamente seus pulmões.
- Suspenda a respiração por alguns segundos (de três a cinco) e observe o ar limpo indo para todas as extremidades do seu corpo.
- Expire e observe a "nuvem enfumaçada e sem oxigênio" saindo pelo nariz como dióxido de carbono. Veja-a dissolver-se e desaparecer.
- Suspenda a respiração por alguns segundos (de três a cinco) e imagine o vazio em seus pulmões.
- Repita esse processo de observar a respiração umas dez vezes ou mais e note a calma descontração que toma conta de você.

B. VISUALIZAÇÃO

Outra vez, no descontraído estado da Mente Tao, com os olhos fechados:

- *Pense* num evento ou tarefa que faz com que você fique impaciente.
- *Veja* a si mesmo atuando de modo apressado, cometendo erros e ficando irritado.
- *Aceite* esses reveses como advertências para ir mais devagar.
- *Relaxe*, fique em paz e comece a ir devagar, sem impor limites a si mesmo.
- *Sinta-se* fluir com a tarefa, atuando com excelência e maior eficiência.

C. AFIRMAÇÕES

Lembre-se de que o que segue são exemplos de afirmações que reforçam as lições do Tao a serem aprendidas. Nas linhas em branco, crie algumas afirmações que sejam pessoais e relevantes à sua jornada. Faça experiências, e divirta-se ao fazê-lo; use bem os cartões do fichário, colocando suas afirmações em vários lugares. Recite-as também para si mesmo durante a visualização, e visualize o que as palavras na verdade querem dizer.

Minha paciência é a causa do meu sucesso.

Quando vou mais devagar, entro no fluxo e chego na hora certa.

Sei: "O que está bem-feito nunca está atrasado!"

_____

_____

_____

D. APLICAÇÃO DA SABEDORIA ANTIGA

Use a seguinte mudança pragmática de atitude para ajudar você a reestruturar a visão conceitual que você tem do mundo à sua volta:

A prática do Tai Ji nunca tem pressa de chegar a um lugar no futuro. Está sempre no presente, concentrando-se no que está sendo feito. Para sentir isso, mova os braços lentamente em torno do corpo, sentindo cada detalhe das juntas entrando em ação, propelindo suavemente o movimento ondulante e curvilíneo. Chamamos a esse movimento gracioso e poderoso de "Mãos de Nuvens". Ao desfrutar esse modo do Tai Ji de mover os braços, você verá que está indo mais devagar, para saborear essa deliciosa e divertida experiência. Agora você chegou aonde sempre quis chegar.

D J U

ESTÁGIO 3

A *Tocha da Possibilidade Ilimitada*

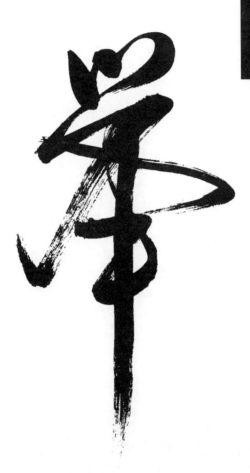

Elevação até o Ponto mais Alto
Centralização e Ascensão Interior

O *Tao Te Ching* ensina que cada um de nós possui um poder ou potencial incrível, que está sempre à disposição quando ficamos conscientes dele e nos alinhamos com o fluxo da natureza, o modo como tudo acontece, um modo que está além do nosso controle. Se notarmos como essas forças funcionam, e agirmos de acordo com elas, a vida pode se tornar bastante satisfatória. Entretanto, o preço que pagamos por tentar controlar, lutar contra ou resistir a esses padrões naturais é uma vida cheia de limitações. Esfregar a mão com força contra o grão de um pedaço de madeira rústica pode arruinar o seu dia. Fatiar um peito de peru no sentido contrário de suas fibras é um desastre estético. Lutar contra a corrente do oceano é exaustivo e fútil. Na verdade, a Natureza exige que você siga o fluxo de tudo o que encontrar; se não agimos assim, vamos ter problemas. Por exemplo, ao nascer, todos estamos em harmonia com esses padrões naturais, criados num estado de potencial ilimitado. Então, devido a anos de exposição às crenças, medos e atitudes limitados da sociedade, ficamos fora de sintonia com o grandioso plano. Ficamos condicionados a crer que existem alguns limites para o que podemos ou não podemos fazer e, como você bem sabe, quem acredita em limites é limitado. O Tao nos diz que, quando você se alinha com o modo da natureza, um modo ilimitado, você sente a sua própria grandeza e satisfação.

Durante o terceiro estágio da nossa jornada no Exercício Para o Corpo e Para o Espírito, você entra no espaço irresistível do que é possível, e ultrapassa o que antes considerava seus limites. Caso você decida competir com outros, ou com você mesmo, terá uma grande oportunidade de testar suas limitações, usando o seu corpo em desenvolvimento e o seu nível de capacidade na área da sua escolha. É durante esse estágio que você aprenderá como se abrir para a sua própria grandeza, e dispersar os mitos e atitudes próprias da limitação. Depois do capítulo de abertura de Limites Ilimitados, você aprenderá como compreender e fortalecer sua confiança, e como alimentar a sabedoria da moderação e da não-excessividade. Depois disso, você encontrará o conceito de metas de um modo bem diferente, quando elas se tornam nada mais do que lanternas, guiando você pelo caminho. Em seguida, a fim de progredir pelo caminho ilimitado, você examinará as imagens que você tem do eu, imagens que nutrirão e suportarão sua jornada de possibilidade. Finalmente, você vai querer conhecer a chave para dominar tudo o que fizer. É simples, mas não é fácil.

Há uma historinha muito inspiradora sobre possibilidade ilimitada, que criará um clima propício para o resto dos capítulos aqui contidos. Ela se passa nas montanhas ao leste de Los Angeles, em Big Bear. Um corredor se perdeu pelas trilhas, a mais de três mil metros de altura. Ao se aproximar de uma encruzilhada, ele viu três ciclistas e decidiu pedir orientação. Eles sabiam exatamente como sair da floresta. Impressionado com esse conhecimento do terreno, o corredor perguntou aos ciclistas quantas vezes eles haviam andado por aquelas montanhas. Um deles disse: "Nós passamos por aqui cinco dias por semana pelos últimos sete anos. No inverno, esquiamos. A primeira vez que viemos foi no meu aniversário, quando completei 70 anos." Seus companheiros tinham 78 e 75. A maioria das pessoas fica mais ou menos chocada quando ouve essa história, porque tem idéias preconcebidas, ou crenças limitadas, a respeito de idade e do que se pode ou não fazer em certas épocas da vida. Esses três amigos nos ensinam muito sobre possibilidades.

Mudando suas imagens mentais e abrindo a mente a possibilidades ilimitadas, você pode fazer uma diferença muito grande na própria capacidade de ver além daquilo que você julgava ser os seus limites. Se considerar que o céu é o limite, você se dará conta de que, como os três ciclistas da história acima, seu alcance para cima, física e mentalmente, não tem mesmo limites. Durante o "exercício" físico, seu sagrado trabalho "interior" pode crescer e elevar-se ilimitadamente.

Limites Ilimitados

Como o Tao, você é um processo natural, capaz de crescimento e florescimento contínuos. Na ética de Confúcio, a pessoa ilimitada é aquela que constantemente reavalia seu estado de ser e que está disposta a fazer o que for necessário para melhorar. Quando está sintonizado com o Tao, você tem o poder de uma contínua transformação, do ser até o vir-a-ser. De acordo com Lao Tzu, esse processo de vir-a-ser requer que você esteja consciente dos seus próprios defeitos e veja a si mesmo como um iniciante, totalmente vazio e pronto para receber. Quando se pensa nisso, o iniciante tem possibilidades ilimitadas; o perito não tem nenhuma.

Seu poder e força nos esportes e exercícios começa com um profundo sentimento humilde de que você é um iniciante com um potencial ilimitado, não importa quanto tempo tenha devotado àquela disciplina. O conceito de ser totalmente vazio e de estar disposto a aprender, é uma pré-condição para a ilimitação. Em chinês, chamamos esse local vazio de "Wu Ji", aquilo que nos dá a habilidade de encarar a insegurança, e fluir no vasto mar da potencialidade, do crescimento profundo e do progresso. O Tao nos faz recordar que devemos viajar abertamente por caminhos nunca antes percorridos, permanecer vazios e aprender a ter uma Mente de Iniciante.

Abrir-se para as fronteiras ilimitadas de seu enorme potencial foi a escolha de Keith Foreman. Na condição de calouro, que havia "se metido" no time de corrida masculina da Universidade de Oregon, disseram-lhe que suas possibilidades, com relação ao grupo de elite de atletas bolsistas, eram bem pequenas. Mas Keith viu a si mesmo como um iniciante, com a oportunidade ilimitada de aprender, e aceitou o desafio de competir com os melhores. Ele acreditava que o céu é o limite. Antes de se formar, Keith havia se tornado apenas o quinto corredor americano a quebrar o recorde de fazer um quilômetro e meio em quatro minutos. Tendo conseguido esse feito nos esportes, Keith aproveitou para crescer espiritualmente e aplicar sua confiança e energia em outros empreendimentos da vida. Aos 50 anos de idade, ele continua a empurrar as fronteiras ilimitadas de seu potencial, estudando para obter um doutorado avançado e continuando a competir como atleta de nível nacional.

É importante compreender a diferença entre dois tipos de limites. Há os "limites limitadores", aqueles que são obstáculos reais e verdadeiros, definindo as fronteiras do seu potencial. Por exemplo, em basquete, pouca altura pode ser um fator bastante limitador para alguém que jogue na posição de ala central no Chicago Bulls; o dinheiro determina o que se pode ou não comprar; sem gasolina, seu carro não anda; seres humanos não podem voar. Esses limites são reais.

Depois disso, temos os "limites ilimitados", aqueles que *pensamos* ou *imaginamos* serem limites, mas, com uma mudança correta de consciência, raramente se tornam fatores limitadores. A maioria das limitações cai nessa categoria. Diz-se que o ser humano médio utiliza apenas quinze por cento de seu potencial físico e mental. Estamos constantemente minimizando nossas capacidades. Estamos cercados de um pensamento global limitado. Considere a seguinte situação: depois de um estudo profundo do besouro, os maiores entendidos mundiais do campo da aerodinâmica anunciaram que ele não podia voar — é pesado demais, lento demais, pequeno demais, e limitado em muitas coisas. Felizmente, o besouro não sabe ler, e portanto não leu esse relatório final. Nós, infelizmente, *sabemos* ler e *podemos* ouvir, o que muitas vezes vem a ser uma desvantagem. Ainda assim, quando você se recusa a ouvir, mas busca bem profundamente dentro de si mesmo, você descobre potenciais, com sua atividade física, que nunca pensou que existissem, e atinge um nível de crescimento espiritual que permite que você fique aberto e receptivo ao que a vida tem para oferecer, quando você diz "sim" a todas as possibilidades.

Muitas pessoas foram enganadas por histórias de autolimitação. Há aqueles que dizem que você não pode esquiar, é desajeitado demais, mas o que eles vêem é um esquiador de talento e sem pernas; daí ouvem falar de um violonista sem braços, e reavaliam seu modo limitado de pensar sobre tocar um instrumento. Pessoas que discutem sobre suas limitações são pessoas limitadas. Você precisa estar consciente de que, não importa quais forem as limitações que você imagina ter na vida, se estiver disposto a confiar na enorme capacidade de crescimento que já recebeu, e der os passos necessários para se desenvolver, você vai redefinir e explorar as fronteiras de todo o seu potencial. A mensagem do *Tao Te Ching* é bem clara: Confie no seu poder interior e utilize-o.

Quando deparar com o que julga serem limitações, peça a opinião de bons amigos e observe o seu próprio progresso bem de perto, para continuar seguindo na direção que contradiz esses limites. Talvez eles sejam reais, talvez não. Mas, pelo menos, você terá tentado e descoberto a verdade.

Lembre-se também de que alguns limites podem ser úteis, particularmente nos esportes e atividades físicas. Por exemplo, você tem certa capacidade quando começa a fazer os exercícios, e é bom não forçar demais, a fim de evitar que se machuque. O mesmo se aplica na vida. Você é capaz de aproveitar a oportunidade de assistir a uma peça de teatro, ou a um concerto, porque sabe que estará em cartaz apenas por pouco tempo. Muitos sinais de perigo são limites que podem salvar a sua vida. Por exemplo, não exceda o limite de peso para voar. Isso poderia custar-lhe a vida.

Use os seguintes exercícios que o ajudarão a cultivar um sentido de limites ilimitados. Lembre-se, também, de que você deve preceder seus exercícios ou atividades esportivas diárias de uma sessão de dez minutos de visualização e respiração na Mente Tao, para se descontrair e se concentrar em como gostaria de agir no seu regime de exercícios.

A. OBSERVAÇÃO DA RESPIRAÇÃO

Outra vez, no descontraído estado da Mente Tao, com os olhos fechados:

- Inspire devagar pelo nariz e observe, com os olhos fechados, a "nuvem branca" encher completamente seus pulmões.

- Suspenda a respiração por alguns segundos (de três a cinco) e observe o ar limpo indo para todas as extremidades do seu corpo.

- Expire e observe a "nuvem enfumaçada e sem oxigênio" saindo pelo nariz como dióxido de carbono. Veja-a dissolver-se e desaparecer.

- Suspenda a respiração por alguns segundos (de três a cinco) e imagine o vazio em seus pulmões.

- Repita esse processo de observar a respiração umas dez vezes ou mais e note a calma descontração que toma conta de você.

B. VISUALIZAÇÃO

Outra vez, no descontraído estado da Mente Tao, com os olhos fechados:

- *Pense* num limite que você geralmente coloca para si mesmo ("Sou velho demais, gordo demais, lento demais, estúpido", etc.)

- *Veja* a si mesmo atuando como se fosse um atleta de grande perícia e destreza.

- *Sinta* como você, aos poucos, vai fazendo o que pensava que não podia fazer.

- *Acredite* que você tem o poder necessário para ultrapassar seus limites.

- *Sinta* a sensação e a exultação de ultrapassar seus limites.

C. AFIRMAÇÕES

Lembre-se de que o que segue são exemplos de afirmações que reforçam as lições do Tao a serem aprendidas. Nas linhas em branco, crie algumas afirmações que sejam pessoais e relevantes à sua jornada. Faça experiências, e divirta-se ao fazê-lo; use bem os cartões do fichário, colocando suas afirmações em vários lugares. Recite-as também para si mesmo durante a visualização, e visualize o que as palavras na verdade querem dizer.

Eu redefino constantemente as fronteiras do meu potencial.

Vejo tudo o que fiz como sendo apenas o início de uma mudança e transformação ilimitadas.

Posso ver as variações ilimitadas de meus potenciais desenvolvendo-se bem na minha frente.

Vejo através da ilusão de meus limites. Sou ilimitado.

_____

_____

_____

D. APLICAÇÃO DA SABEDORIA ANTIGA

Use a seguinte mudança pragmática de atitude para ajudar você a reestruturar a visão conceitual que você tem do mundo à sua volta:

> Na meditação do Tao, retornamos completamente para nós mesmos, corpo e alma. O pequeno "eu" é um óbvio ululante. Dentro desse ser contido, chegamos a um poder total que nos projeta para mais longe, conectando-nos com fontes de vida maiores e mais amplas. Levante-se. Estenda os braços e abra bem as pernas. Projetando o seu Qi interior para fora de si mesmo, você também recebe dentro de si mesmo o grande poder que está por toda a sua volta. Assegure-se de que está concentrando sua atenção no centro Dantien, e confie no seu próprio poder. Essa é a sua realidade. Esse pequeno corpo é realmente ilimitado. Faça uso dele. Ele é inexaurível.

A Exibição de uma Presença

O time feminino de lacrosse da Universidade de Maryland, ao derrotar seus oponentes, a Universidade de Virgínia, ganhou o segundo campeonato consecutivo da Divisão I da NCAA. Quando essas duas potências se encontraram no ano seguinte, num jogo da temporada normal no campo da UVA, a intensidade das emoções era eletrizante — o suficiente para iluminar uma cidade. Com Maryland perdendo de 4 x 3 no primeiro tempo, sua treinadora, Cindy Timchal, recusou-se a apelar para a tradicional rotina de fazer uma animada preleção para exortar as atletas a dar tudo no campo. Estudante de Esportes do Tao, Cindy preferiu, em vez disso, ficar calma e concentrar-se nas atletas, nos seus sentimentos relacionados com confiança, coragem e paixão. Ela lhes disse: "Sabe, talvez vocês ganhem, talvez não. Só tenham a confiança de saber que podem jogar muito bem, como as campeãs da NCAA que são. Joguem com integridade e demonstrem sua grandeza; vocês serão vitoriosas, não importa qual seja o resultado." Com essa mensagem tranqüila e esse conhecimento interior de que poderiam jogar com uma confiança assim, as atletas foram em frente e derrotaram suas oponentes por 6 x 5. Elas foram "donas" do segundo tempo. Quando o jogo terminou, pouco se falou sobre a óbvia vitória; a maioria das conversas se concentrou na vitória interior, no triunfo interior. Elas aprenderam a ter confiança simplesmente mostrando a sua presença, jogando de coração e unindo-se com suas próprias almas; essa confiança era algo que elas podiam controlar.

De acordo com o Tao, confiança ou poder interior vem a ser apenas a influência que você tem sobre todas as situações da vida. É um estado de ser, uma consciência espiritual interior sobre a sua integridade como atleta ou como pessoa, e sua capacidade de mostrar esse eu mais profundo quando necessário. Diferentemente das abordagens mais tradicionais, nas quais a confiança está ligada ao fato de você pensar que pode controlar os resultados, o caminho do Tao ajuda você a conseguir mais energia interior ao concentrar-se no que está fazendo e no desenvolvimento, momento a momento, dos acontecimentos.

Em chinês, a palavra para confiança é "Zhai". Traduzindo, significa o lugar seguro e cheio de paz de estar presente, aqui e agora. Desenvolve-se com anos de prática, mostrando-se uma confiança de estar totalmente à vontade consigo mesmo, não importando o que se conseguiu realizar. Você sente esse magnetismo em grandes artistas. Michael Jordan, Wayne Gretzky, Joe Montana e o grande Pelé, todos eles possuem o Zhai; eles mantêm qualquer audiência em transe com sua singular presença de alta voltagem.

Ceci St. Géme tinha esse Zhai quando venceu o campeonato feminino americano dos 5.000 metros. Estudante do Tao, ela descreveu sua confiança como um estado de paz e calma, que fez com que seus esforços parecessem fáceis demais. Ela simplesmente chegou para a corrida confiante em sua habilidade de correr como atleta mundial.

Num oponente, o Zhai ou confiança interior pode ser detectado nos olhos, que são as janelas da alma. Tentando encorajar seu time a mostrar coragem e confiança, o treinador Mike Krzyzewski, do programa de basquete masculino da Universidade de Duke, disse aos seus atletas, antes de um jogo muito importante das finais: "Amanhã, durante o jogo, haverá uma hora em que eles vão olhar bem nos olhos de vocês, e o que eles virem vai determinar o resultado final." Os Duke Blue Devils tinham fogo nos olhos e saíram para derrotar o UNLV, time número um do país naquela época.

Tente fazer a sua consciência a respeito de confiança voltar-se para um plano mais profundo e dinâmico, e aplique isso aos esportes e ao programa de exercícios. Por exemplo, recuse-se a comparecer a uma prova ou ao ginásio só para ganhar ou para parecer bem; compareça num nível mais profundo, jogue de acordo com a sua capacidade e mostre, assim, a sua presença. A ansiedade e a tensão, que geralmente surgem quando você tenta confiar na vitória, desaparecerão. Só o fato de se concentrar no seu nível de capacidade vai ajudá-lo a sentir essa força interior, essa coragem, esse Zhai — confiança real e significativa.

Uma vez conseguido isso no seu regime físico, busque outras maneiras nas quais possa aplicar essa verdade interior universal em áreas da vida nas quais a confiança é importante. Por exemplo, ao falar para uma platéia, em vez de ficar obcecado com sua atuação, entre em contato com a sua essência, com o seu objetivo, com o seu coração, e dê a mensagem a partir desse foco interior, mais espiritual. Você não pode controlar o que as pessoas irão pensar a seu respeito, ou se vão gostar do que você tem a dizer, mas pode controlar o modo como você se apresenta, atuando com integridade. Ao se candidatar a um emprego, por exemplo, não pense na sua aparência, mas, em vez disso, concentre-se em ser você mesmo durante a entrevista. Tenha confiança no modo como você se apresenta, como um candidato sincero, dedicado, confiável.

Caso você ainda não tenha confiança, tanto nos esportes quanto na vida, mesmo depois de ter passado por uma mudança de idéias a respeito disso, procure a ajuda e o encorajamento de um treinador, de um amigo ou da sua família. Talvez eles possam lhe dar uma avaliação realista sobre quem você é e sobre onde você está, para que possa ter um ponto de referência realista e confiante para a sua atuação. Observe, também, outras pessoas com capacidades e situação de vida semelhantes à sua. O sucesso e o modo de atuação dessas pessoas talvez possam dar a você a confiança de que você também pode atuar com Zhai.

Use os seguintes exercícios que o ajudarão a cultivar seu talento interior, e alimentar e reforçar a capacidade de mostrar a sua presença. Lembre-se, também, de que você deve preceder seus exercícios ou atividades esportivas diárias de uma sessão de dez minutos de visualização e respiração na Mente Tao, a fim de se descontrair e se concentrar no modo como você gostaria de atuar no seu regime de exercícios.

A. OBSERVAÇÃO DA RESPIRAÇÃO

Outra vez, no descontraído estado da Mente Tao, com os olhos fechados:

- Inspire devagar pelo nariz e observe, com os olhos fechados, a "nuvem branca" encher completamente seus pulmões.

- Suspenda a respiração por alguns segundos (de três a cinco) e observe o ar limpo indo para todas as extremidades do seu corpo.

- Expire e observe a "nuvem enfumaçada e sem oxigênio" saindo pelo nariz como dióxido de carbono. Veja-a dissolver-se e desaparecer.

- Suspenda a respiração por alguns segundos (de três a cinco) e imagine o vazio em seus pulmões.

- Repita esse processo de observar a respiração umas dez vezes ou mais e note a calma descontração que toma conta de você.

B. VISUALIZAÇÃO

Outra vez, no descontraído estado da Mente Tao, com os olhos fechados:

- *Visualize* uma ocasião em que se sentiu extremamente confiante na sua capacidade.
- *Veja* a si mesmo a ponto de participar desse esporte, exercício ou atuação.
- *Sinta* a confiança perpassar por todo o seu corpo e assumir o controle do seu modo de atuação agora.
- *Veja* a si mesmo exibindo uma presença irrepreensível, numa réplica da experiência passada.
- *Sinta* o seu nível de confiança elevar-se, enquanto você flutua ao longo de toda a sua atuação.

C. AFIRMAÇÕES

Lembre-se de que o que segue são exemplos de afirmações que reforçam as lições do Tao a serem aprendidas. Nas linhas em branco, crie algumas afirmações que sejam pessoais e relevantes à sua jornada. Faça experiências, e divirta-se ao fazê-lo; use bem os cartões do fichário, colocando suas afirmações em vários lugares. Recite-as também para si mesmo durante a visualização, e visualize o que as palavras na verdade querem dizer.

Estou pronto para exibir e demonstrar minha força como atleta (ou alguém mais).

Seja qual for o resultado, eu valho mais ainda.

Tenho tudo de que preciso para atuar como um vencedor.

Sinto-me seguro e poderoso neste exato momento e lugar.

Estou pronto para mostrar a minha capacidade de ser campeão.

Sinto-me triunfante, e sempre jogo como um campeão.

_____

_____

_____

D. APLICAÇÃO DA SABEDORIA ANTIGA

Use a seguinte mudança pragmática de atitude para ajudar você a reestruturar a visão conceitual que você tem do mundo à sua volta:

Abra bem os braços e erga-os para o alto para sentir o espaço ilimitado lá em cima. Deixe o poder do Qi do céu levantar o seu corpo, a partir do topo da sua cabeça. Agora coloque os braços em torno do seu corpo, criando com sua presença um círculo de luz brilhante. Abra os olhos para ter uma visão panorâmica, abra o coração para sentir compaixão ilimitada, abra a alma para gerar poder interior ilimitado. Sinta-se firmemente ligado à terra debaixo de seus pés, e seu dourado fogo interior aceso. De tempos em tempos, recolha o Qi do chão ao seu redor, reabasteça-se de energia na sua fornalha interior, no seu estômago-Dantien.

A Sabedoria do Não-Excesso

O *Tao Te Ching* adverte que acumular demais causa duras perdas. De acordo com essa antiga sabedoria chinesa, o excesso, em qualquer área da vida, traz desordem e desastre, que levam ao cansaço, à doença, às mágoas e ao esgotamento. Esse é o caminho da autodestruição. Uma prática interior exige padrões de comportamento moderados, se se pretende encontrar um sentido para a vida.

Os esportes e exercícios trazem vibração e bem-estar, o que resulta numa vida mais sadia; mas qualquer excesso privará você dessa vitalidade acumulada. O modo taoísta de evitar esse desastre em potencial é a *moderação*, a dança fluente entre dois extremos. Os símbolos da caligrafia chinesa para a palavra moderação apontam, de um modo interessante, para o meio, a fim de impedir todo excesso. Eis aí a sabedoria do não-excesso.

Como atletas e entusiastas da boa forma, somos candidatos em potencial a concordar com todo tipo de exageros; "quanto mais, melhor" parece ser o mantra escolhido. Um maratonista de nível internacional estava obtendo excelentes resultados com seu programa de 70 km semanais. Ele se qualificou para as provas olímpicas e esperava entrar para o time americano. Ele pensava que, se conseguiu chegar a esse nível obtendo aquele resultado, imagine como se sairia caso aumentasse sua marca em mais uns 25 ou 30 quilômetros por semana. Ele seguiu essa lógica, destruiu a si mesmo, e nunca conseguiu chegar à linha de chegada. O problema aqui, como em outros programas de condicionamento físico, foi que a mente está sempre pronta para dizer ao corpo que ele deve fazer mais do que pode suportar.

A tentação de exceder-se em programas de esportes ou em exercícios é bem grande e atraente. Entretanto, tudo o que você ganharia com o excesso seria drasticamente ofuscado pelo acúmulo de tensão, *stress*, desequilíbrio e fadiga, criando uma dívida que precisa ser ressarcida com repouso, ou você acabará pagando o preço e entrará em colapso.

Muitos daqueles atletas que diligentemente treinam o corpo estão começando a se dar conta de que não há apenas vantagens espirituais e psicológicas na moderação, mas também alguns importantes benefícios fisiológicos. Por exemplo: tente correr, nadar, andar de bicicleta ou caminhar dia sim, dia não, em vez de fazê-lo sete dias por semana, e dê a seu corpo a chance de se recuperar e de se fortalecer ainda mais; você pode começar adotando a máxima de "estressar e descansar" no condicionamento, alternando dias de exercícios com dias inteiros de descanso. Se o seu time está constantemente cansado e a atuação geral é fraca, tente reduzir o tempo de exercício diário e note a melhoria nos resultados.

Sabemos que música verdadeiramente boa é o resultado do *espaço* entre *notas*. A pausa faz da música o que ela é. Pausas musicais não são falta de ação; mas uma parte integral da ação. O mesmo acontece com seu regime de exercícios. Entrar em boa forma, qualquer que seja seu esporte ou atividade, é o resultado de *descanso* (pausa) ou espaço entre as sessões de exercício. A estrutura celular é frágil e requer períodos de descanso. Você precisa aprender a ser "carinhoso" com o seu corpo, para colocá-lo em forma, ao contrário de forçá-lo e obrigá-lo excessivamente a chegar a algum ponto.

Excesso, num sentido espiritual, é o câncer da alma. Tira você do equilíbrio, força-o a perder a perspectiva do que é importante e destrói a estrutura de valores em nível celular. O tratamento perfeito para essa doença é fortalecer o espírito com moderação e inocular sua consciência com uma dose de "o menos é mais". Quando essa doença do excesso é reduzida, você começa a sentir os efeitos colaterais espirituais, emocionais e físicos. A motivação aumenta, enquanto que o excitamento, a alegria, o entusiasmo e a satisfação retornam. Você volta ao puro espírito do jogo.

Quando você entende a lição de moderação do Tao, nos esportes e exercícios, começa a ver a sua aplicação em outras áreas da sua vida. Trabalho em demasia, ou diversão em demasia, está longe de ser a maneira da natureza, a maneira como as coisas deveriam ser. Concentre-se em criar uma vida de equilíbrio em tudo o que fizer. Faça uma lista das dez coisas que você mais gosta de fazer e faça essas coisas todos os dias. Essa lista pode incluir trabalho profissional, exercícios, ouvir música, brincar com os filhos, meditar, preparar uma boa refeição, conversar com um amigo, observar o céu, ler. Observe como você se sente no fim do dia, quando deu uma quantidade moderada de tempo a cada item. Equilíbrio na vida é um alimento profundamente gratificante e delicioso para a alma. Faz com que você se sinta vivo e em sintonia com o seu espírito, com o seu eu mais elevado, saudável e feliz.

Com moderação e equilíbrio, você notará quanto a sua vida fica mais fácil quando você tem o suficiente, ao contrário de ter mais do que o suficiente. E quanto mais trabalho e *stress* são necessários para conseguir o suficiente? O descanso é importante, mas em excesso leva ao tédio e à inquietação. O trabalho é crucial, mas em excesso pode causar estrago em outros aspectos da sua vida. Acontecimentos sociais são divertidos; mas, se levados ao extremo, deixam você distraído e cansado. Mesmo com relação à dieta, o segredo é moderação com variedade.

Lembre-se: uma vida equilibrada, moderada, cria excitamento e motivação, junto com possibilidades ilimitadas de níveis mais elevados de atuação. O *Tao Te Ching* nos lembra que uma pessoa evoluída espiritual e emocionalmente é aquela que evita os extremos, a extravagância e o excesso. Não existe nada melhor do que moderação. Há um antigo ditado zen que parece apropriado para o caso: moderação em todas as coisas, inclusive na moderação.

Use os seguintes exercícios que o ajudarão a cultivar seu talento interior, e a alimentar e reforçar a sabedoria do não-excesso. Lembre-se, também, de que você precisa preceder seus exercícios ou atividades esportivas diárias de uma sessão de dez minutos de visualização e respiração na Mente Tao, a fim de se descontrair e se concentrar no modo como você gostaria de agir no seu regime de exercícios.

A. OBSERVAÇÃO DA RESPIRAÇÃO

Outra vez, no descontraído estado da Mente Tao, com os olhos fechados:

- Inspire devagar pelo nariz e observe, com os olhos fechados, a "nuvem branca" encher completamente seus pulmões.

- Suspenda a respiração por alguns segundos (de três a cinco) e observe o ar limpo indo para todas as extremidades do seu corpo.

- Expire e observe a "nuvem enfumaçada e sem oxigênio" saindo pelo nariz como dióxido de carbono. Veja-a dissolver-se e desaparecer.

- Suspenda a respiração por alguns segundos (de três a cinco) e imagine o vazio em seus pulmões.

- Repita esse processo de observar a respiração umas dez vezes ou mais e note a calma descontração que toma conta de você.

B. VISUALIZAÇÃO

Outra vez, no descontraído estado da Mente Tao, com os olhos fechados:

- *Visualize* um dia de sua vida no qual você inclui a maior parte de sua *Lista das Dez Coisas Mais Importantes*.
- *Experimente* um pouco de cada item da lista.
- *Sinta-se* satisfeito e completo indo de uma atividade a outra, em perfeito equilíbrio.
- *Veja* a si mesmo, ao fim do dia, saboreando um jantar delicioso, sem exagerar.
- *Sinta* a alegria de envolver-se numa variedade de coisas, fazendo tudo com a maior energia.

C. AFIRMAÇÕES

Lembre-se de que o que segue são exemplos de afirmações que reforçam as lições do Tao a serem aprendidas. Nas linhas em branco, crie algumas afirmações que sejam pessoais e relevantes à sua jornada. Faça experiências, e divirta-se ao fazê-lo; use bem os cartões do fichário, colocando suas afirmações em vários lugares. Recite-as também para si mesmo durante a visualização, e visualize o que as palavras na verdade querem dizer.

O *stress* exige descanso.

Muitas vezes o menos é mais.

Meio vazio já é meio cheio.

Gosto do meu repouso, com todos os novos espaços a serem preenchidos mais tarde.

_____

_____

_____

D. APLICAÇÃO DA SABEDORIA ANTIGA

Use a seguinte mudança pragmática de atitude para ajudar você a reestruturar a visão conceitual que você tem do mundo à sua volta:

> Duas das virtudes mais preciosas da sabedoria do Tao são a simplicidade ("P'u") e a modéstia ("Jian"). Lao Tzu diz, nos versos 57 e 67 do TAO TE CHING: "Se não tenho desejos, as pessoas retornam à simplicidade" e "Porque sou modesto, posso ser gregário". A prática do Tai Ji ajuda-nos a fazer exercício com moderação, sem cair em excesso. Desfrute a simples "facilidade" de seu exercício, com a qualidade do FLUXO DO VENTO nos seus movimentos. Antes e depois de cada exercício físico que exija muito de você, coloque uma música suave e lenta, movimente-se com ela, e sinta o fluir suave do Qi dentro e ao redor do seu corpo.

Lanternas para Iluminar o Caminho

Um atleta de 60 anos de idade estabeleceu como meta completar uma maratona em menos de três horas. Depois de treze tentativas malsucedidas nessa tarefa quase impossível, um amigo lhe perguntou por que ele continuava tentando o que parecia ser uma ambição fútil. Sem um momento de hesitação, ele respondeu que atingir a meta não era o objetivo; seu prazer era a exultação que sentia em outras áreas de sua vida por causa dessa meta; meses e anos de alegrias repetidas, treinando em altos níveis, ficando em grande forma física, comendo bem e sentindo-se ótimo. Nada mais poderia ter feito isso por ele. Essa meta se tornou uma luz, que iluminava o seu caminho e, de acordo com ele, "manteve-me totalmente envolvido com saúde e bem-estar, um processo relevante para o meu crescimento espiritual, em todos os aspectos da vida".

De uma perspectiva taoísta, as metas são faróis que nos ajudam a manter a alma nos trilhos, tendo acesso às paixões mais profundas. Elas são o componente integral de uma busca espiritual interior, que persegue a confiança em si mesmo e o bem-estar, e os nutre. As metas ajudam-nos a criar um elo forte entre o sonhar e o fazer.

Nos esportes e exercícios, ao começar a fazer essa mudança de consciência, você se abre a oportunidades para massagear o espírito e reduz a pressão e a ansiedade desnecessárias de tentar conseguir um resultado ou alvo; você também pára de medir seu valor com base em resultados e, portanto, alimenta sua auto-estima. O segredo está em colocar suas metas no espírito de paixão, metas que estejam de acordo com aquilo de que você gosta, e daí continuar desfrutando completamente o processo de seguir na direção em que elas o levam.

Keri Lemon, três vezes campeã americana de salto a cavalo, assumiu uma abordagem Tao no seu processo de estabelecer metas. Ela gostava de todos os aspectos de seu esporte: as roupas, a música, os movimentos, o cavalo, as viagens e os benefícios sociais. Sua meta de vencer o campeonato mundial era mais uma jornada de boa forma interior do que de medalhas de ouro. Quando estabeleceu seu objetivo, ela sabia que uma meta assim tão elevada permitiria que continuasse sua paixão num nível ainda mais alto pelo período de um ano. Levando o estilo de vida de uma campeã, ela foi à Alemanha, tirou o segundo lugar, e imediatamente começou a buscar novas maneiras de repetir tudo outra vez. Concentrando-se no que fazia, ela não só teve um ano maravilhoso, como foi capaz de atuar, num esporte dominado por européias, num nível do qual americana alguma jamais havia se aproximado.

Quando você pensa a respeito, muitas de suas metas na vida, mesmo quando atingidas, raramente são tão importantes quanto a experiência em si, na direção dessa meta. Os oleiros afirmam que o tesouro não está no vaso, mas na experiência de fazê-lo. A metáfora do dançarino também é um bom exemplo disso. Quando a dança é coreografada, o processo está começando; o dançarino, então, sente a alegria e revive, vez após vez, essa nova experiência criativa. Nesses dois exemplos, a oportunidade para a auto-renovação e crescimento é muito grande quando você entra no estado meditativo de solidão e no fluxo do momento, sem a tensão criada por alcançar um resultado.

Quando você começa a aceitar essa "nova" maneira antiga nos esportes e exercícios, observe como se sente melhor ao estabelecer metas, sem ansiedade ou *stress*. Adote esse modo de se sentir e comece a aplicar essa atitude a outras situações da sua vida.

Digamos que você está interessado em escrever um livro. Em vez de ficar nervoso a respeito do processo de publicação, ou da meta de conclusão, deixe a meta ser, ela mesma, uma maneira de fazer você permanecer ligado a si mesmo, num estado terapêutico de meditação, no qual pode descansar e deixar lá fora toda a conversa do mundo, enquanto escreve. Talvez você queira conseguir uma faixa preta em aikidô; faça com que essa meta se torne uma desculpa para desfrutar a dança, o movimento e o treinamento, enquanto aprimora a sua perícia no dojō. Observe também como, ao terminar de ler um bom livro, quando o prazer da leitura está terminado, você fica triste e busca outro livro, para ajudá-lo a reproduzir aquele sentimento gostoso. As metas, nesses casos, tornam-se o farol que o mantém no processo prazeroso de cuidar do seu grandioso espírito, fazendo com que você se sinta mais vivo.

As metas, portanto, são faróis, sonhos ou lanternas, que mantêm você no caminho. Cuidado para não utilizar uma meta apenas como um nó a mais na sua faixa, ou como algo a conseguir. Isso afastará você da essência do esporte, do exercício e de outras atividades da vida. Deixe que suas metas sejam apenas o veículo que o coloca na busca interior da completa alegria do momento. Vê-las como qualquer outra coisa é não compreendê-las inteiramente. Forçar caminho até um destino fabricado é contraproducente.

Use os seguintes exercícios que o ajudarão a cultivar seu talento interior, e a alimentar e reforçar a abordagem Tao às metas. Lembre-se, também, de que você precisa preceder seus exercícios ou atividades esportivas diárias de uma sessão de dez minutos de visualização e respiração na Mente Tao, a fim de se descontrair e se concentrar no modo como você gostaria de agir no seu regime de exercícios.

A. OBSERVAÇÃO DA RESPIRAÇÃO

Outra vez, no descontraído estado da Mente Tao, com os olhos fechados:

- Inspire devagar pelo nariz e observe, com os olhos fechados, a "nuvem branca" encher completamente seus pulmões.
- Suspenda a respiração por alguns segundos (de três a cinco) e observe o ar limpo indo para todas as extremidades do seu corpo.
- Expire e observe a "nuvem enfumaçada e sem oxigênio" saindo pelo nariz como dióxido de carbono. Veja-a dissolver-se e desaparecer.
- Suspenda a respiração por alguns segundos (de três a cinco) e imagine o vazio em seus pulmões.
- Repita esse processo de observar a respiração umas dez vezes ou mais e note a calma descontração que toma conta de você.

B. VISUALIZAÇÃO

Outra vez, no seu descontraído estado da Mente Tao, com os olhos fechados:

- *Fixe* uma meta nos esportes, nos exercícios, ou na vida que possa ser uma diretriz para a alegria.
- *Imagine* tudo o que é necessário para atingir essa meta; o que está envolvido nisso?

- *Sinta* a alegria, a diversão e o entusiasmo que fazem parte dessa jornada.

- *Veja* a si mesmo crescendo e se expandindo-se física, emocional e espiritualmente.

- *Sinta-se* entusiasmado por viver esse tipo de vida — tão divertida.

- *Lembre-se* de que atingir uma meta não é tão importante quanto a alegria do caminho.

- *Busque* outra meta para substituir a que já está concluída, e vá em frente.

C. AFIRMAÇÕES

Lembre-se de que o que segue são exemplos de afirmações que reforçam as lições do Tao a serem aprendidas. Nas linhas em branco, crie algumas afirmações que sejam pessoais e relevantes à sua jornada. Faça experiências, e divirta-se ao fazê-lo; use bem os cartões do fichário, colocando suas afirmações em vários lugares. Recite-as também para si mesmo durante a visualização, e visualize o que as palavras na verdade querem dizer.

> Minhas metas estão iluminando o meu caminho, do Aqui e Agora em diante.
>
> Sinto a minha paixão iluminando, de dentro para fora, o meu poder.
>
> Adoro sentir entusiasmo e alegria enquanto persigo o meu objetivo.

_____

_____

_____

D. APLICAÇÃO DA SABEDORIA ANTIGA

Use a seguinte mudança pragmática de atitude para ajudar você a reestruturar a visão conceitual que você tem do mundo à sua volta:

> O espaço entre as sobrancelhas é, muitas vezes, chamado de terceiro olho; em chinês, chama-se "Inn-tang", o Selo do Santuário Interior. Quando estamos realmente concentrados, esse olho é um farol bem

forte, que ilumina o caminho à nossa frente. Medite sobre esse olho especial e sinta o seu poder. Coloque o dedo indicador na frente desse terceiro olho e o leve daí para a frente. Ao fazer isso, projete seus desejos e veja a imagem de sua realização revelada de um modo vívido. Repita esse exercício diversas vezes; depois siga em frente e seja feliz com o resultado do seu jogo ou exercício.

O que Você Vê é o que Você Tem

Eu nunca fui muito bom em esportes. Quando era jovem, a criançada da vizinhança fazia troça de mim. Quando tinha 38 anos, comecei a andar de bicicleta para entrar em forma e perder alguns quilos. Agora, pela primeira vez na vida, estou ligado num esporte. Já faz quatro anos que eu me exercito todos os dias e, mesmo assim, não sou muito bom nas corridas. Eu gostaria de me sair melhor, mas acho que não tenho condições. Sou lento e desajeitado demais; não consigo mudar. Sempre fui assim. Na verdade, não me vejo como um ciclista. Não sei nem por quê. Será que já atingi o meu potencial?

Segundo nossa estimativa, Ben não atingiu o seu potencial e criou limites imaginários que se tornaram barreiras "reais", porque ele as "vê" como tal. Visto que ele acredita nas suas imagens, é possível que não faça o que é necessário para conseguir melhorar a sua atuação. Esse é o xis do problema. Mude a imagem e os resultados virão.

De acordo com a sabedoria antiga, seu poder pessoal se manifesta quando você fica consciente de sua verdadeira natureza e de suas verdadeiras capacidades, e age de acordo com isso. O Tao ensina que não fazer isso cria atritos e problemas interiores.

Um importante elemento para aumentar sua capacidade de explorar as fronteiras de seu ilimitado potencial é a imagem que você tem de si mesmo. Você carrega em si um esquema mental, uma figura ou imagem de si mesmo, baseada em atuações passadas ou na opinião de outras pessoas. A isso se chama comumente de auto-estima. Já que seu sistema nervoso central não distingue entre essa imagem e o que é real, a maneira como você vê a si mesmo é interpretada como real e determina como você agirá durante noventa por cento do tempo. Em outras palavras, o que você "vê" é o que você tem. Se imagina a si mesmo como uma pessoa do tipo não atlético, vai se recusar a entrar numa arena que lhe imponha exigências físicas. Ver a si mesmo como uma pessoa desajeitada cria uma imagem negativa que o impede de tentar fazer qualquer coisa física. Você se inclinará a evitar toda atividade física e a nunca dar a si mesmo a oportunidade de se desenvolver. A imagem que você faz de si mesmo cria a realidade.

Esportes e exercícios, mais uma vez, tornam-se um campo de provas que lhe dá a oportunidade de melhorar e expandir a sua definição de eu. O caminho físico abre um conduto interno direto para a criação de uma auto-imagem positiva. Com esportes e exercícios, você está constantemente sendo desafiado a encarar seus temores, sua fadiga, o seu ego e suas dúvidas com relação a si mesmo e sua coragem. Quando você se aprofunda e se coloca à altura da ocasião, descobre o seu verdadeiro eu. Recolhe dados que começam a redefinir a imagem de quem você realmente é naquele exato momento, não o que os outros possam dizer a seu respeito. Quando você conhece o seu verdadeiro eu, por meio de suas experiências nos esportes e exercícios, você pode criar um retrato realista e começar a florescer e a se desenvolver como o Tao, como um processo natural. Sua atuação atlética e nos exercícios começará a refletir a imagem mais expansiva de si mesmo que você agora possui.

Os seres humanos são animais, atletas naturais desde o nascimento, e os animais também são naturalmente graciosos e atléticos. Com atividade física consistente, você começa a recuperar a sua energia animal e se recusa a aceitar os rótulos negativos que lhe são impostos. O que você precisa fazer é visualizar a si mesmo como uma pessoa naturalmente graciosa, emergindo dessas antigas imagens negativas superpostas. Veja-se e sinta-se como se estivesse florescendo, resplandecendo e dançando alegremente, à luz do sol.

Nós (Jerry e Chungliang) sabemos como você se sente, e o que sabemos de nós mesmos é o resultado direto de nossas experiências nos esportes, nos exercícios e nas artes marciais. Conseguimos aplicar tudo o que aprendemos a respeito de nós mesmos, de nossa experiência com as artes marciais, com o atletismo e com a dança, em cada aspecto da vida, seja como autores, professores ou como pais. Com uma auto-imagem fortalecida pelas atividades físicas, vamos em frente com confiança, sabendo quem somos e nada mais.

Quando você começa a entrar em contato com o mais profundo sentimento interior do eu, por intermédio de uma atividade física, acredite nisso e dedique o seu tempo para cultivar esse poder interior. Fique vigilante e recuse-se a abandonar sua verdadeira natureza. Tome posse e exiba o seu verdadeiro poder, quem você realmente é; reconheça e valorize isso. Quando ficar confuso ou em dúvida, lembre-se desta antiga história chinesa sobre um pedreiro:

> Um pedreiro não sabia valorizar a si mesmo. Vendo um rico mercador, ele quis ser como ele. Quando se tornou um rico mercador, ele se deu conta de que, com todo esse poder, ainda tinha de se curvar perante o rei; claro, agora ele queria ser rei. E assim aconteceu, até que ele notou como o sol o incomodava com o seu calor. Como o sol é poderoso, ele pensou, e então transformou-se no sol, até que uma nuvem mostrou seu poder, cobrindo-o. Ele tornou-se então a poderosa nuvem, até que, um dia, o poderoso vento começou a empurrá-lo. Ele então se transformou no vento, que podia fazer tudo, exceto soprar a poderosa pedra. Ele se tornou a pedra, mais poderosa do que qualquer coisa na face da terra. E, enquanto ali estava orgulhoso ao sol, ele se perguntou o que poderia ser mais poderoso do que a pedra. E, ao olhar para baixo, ele viu um pedreiro, cortando-o com um cinzel.

Creia em si mesmo. Os esportes e os exercícios manterão você em contato com o seu verdadeiro espírito. Como o Tao, note o que vem a ser isso, e aja de acordo.

Use os seguintes exercícios que o ajudarão a cultivar uma forte autoimagem. Lembre-se, também, de que você precisa preceder seus exercícios ou atividades esportivas diárias de uma sessão de dez minutos de visualização e respiração na Mente Tao, a fim de se descontrair e se concentrar no modo como você gostaria de agir no seu regime de exercícios.

A. OBSERVAÇÃO DA RESPIRAÇÃO

Outra vez, no descontraído estado da Mente Tao, com os olhos fechados:

- Inspire devagar pelo nariz e observe, com os olhos fechados, a "nuvem branca" encher completamente seus pulmões.
- Suspenda a respiração por alguns segundos (de três a cinco) e observe o ar limpo indo para todas as extremidades do seu corpo.
- Expire e observe a "nuvem enfumaçada e sem oxigênio" saindo pelo nariz como dióxido de carbono. Veja-a dissolver-se e desaparecer.

- Suspenda a respiração por alguns segundos (de três a cinco) e imagine o vazio em seus pulmões.
- Repita esse processo de observar a respiração umas dez vezes ou mais e note a calma descontração que toma conta de você.

B. VISUALIZAÇÃO

Outra vez, no descontraído estado da Mente Tao, com os olhos fechados:

- *Pense* numa determinada ocasião em que você realmente se sentiu bem a respeito de si mesmo e de sua atuação.
- *Sinta* o profundo sentimento de poder pessoal que vem dessa experiência.
- *Imagine* a si mesmo dessa forma.
- *Sinta* a paz, o conforto e a satisfação de estar em boa forma espiritual e física.
- *Receba* o reconhecimento de outros, que o apóiam no que faz.
- *Veja* a si mesmo rodeado de pessoas calorosas e gentis para com você.
- *Sinta* o amor que lhe oferecem, e aceite-o, agradecido.
- *Diga* a si mesmo que tudo está bem. A vida é boa.

C. AFIRMAÇÕES

Lembre-se de que o que segue são exemplos de afirmações que reforçam as lições do Tao a serem aprendidas. Nas linhas em branco, crie algumas afirmações que sejam pessoais e relevantes à sua jornada. Faça experiências, e divirta-se ao fazê-lo; use bem os cartões do fichário, colocando suas afirmações em vários lugares. Recite-as também para si mesmo durante a visualização, e visualize o que as palavras na verdade querem dizer.

Sou autêntico, único e especial. Gosto de quem sou.

Estou ficando cada vez melhor todos os dias, de todas as formas.

Sou um atleta natural, com potenciais surpreendentes.

Estou contente com o que percebo que posso fazer e quem posso ser.

Esportes e atividades de boa forma são oportunidades maravilhosas, que me ajudam a aumentar e fortalecer minha auto-imagem.

_____

_____

_____

D. APLICAÇÃO DA SABEDORIA ANTIGA

Use a seguinte mudança pragmática de atitude para ajudar você a reestruturar a visão conceitual que você tem do mundo à sua volta:

Siga o mesmo exercício Tai Ji da prática anterior sobre fixação de metas. Primeiro, projete seus desejos, com uma visão concentrada bem no alvo. Agora, faça uma pantomima imitando os gestos de um arqueiro profissional zen. Tire a flecha da aljava, coloque-a corretamente no fio do arco e aponte para o alvo. Desfrute o que vê — a perfeita imagem de si mesmo, realizando sua tarefa. Quando puxar o arco para trás, feche os olhos, traga o foco de volta para o seu próprio corpo e concentre-se profundamente dentro de si, primeiro no cérebro, depois no coração e, por último, nas entranhas, no seu centro Dantien. Seja a imagem que você vê com os olhos da mente, completamente vivo. Estique o arco ao máximo e solte-o, com um grito bem alto de confiança. É isso o que você é.

Pratique, Pratique, Pratique

De acordo com o *Tao Te Ching*, aqueles que atingem a perfeição não têm limitações. Perícia, um alto nível de competência e versatilidade estão à disposição de todos aqueles que entram em qualquer arena de jogo, não importa qual seja sua experiência anterior. Sua incapacidade de ter subido até esse nível em tempos passados não é razão para impedi-lo de desfrutar de altos níveis de habilidade na sua participação atual. Se você, no momento, tem uma atividade na qual gostaria de se aperfeiçoar, pode consegui-lo pelo processo natural de notar suas falhas e fazer o que é necessário para superá-las: isso requer *prática, prática* e *mais prática*.

O Livro Chinês das Mutações, o *I Ching*, lembra você de como a atenção ao detalhe, pela prática, permitirá que você faça qualquer coisa. Nos esportes e nos exercícios, isso quer dizer aprender as coisas fundamentais, o básico, que o ajudará a construir um sólido fundamento para criar o seu sonho. A jornada do aperfeiçoamento talvez seja de mil quilômetros, mas requer só um pequeno passo de cada vez. Seu sucesso nessa jornada é medido pela qualidade desses passos e pela atenção que você dá à prática. Seja qual for a arena que escolher, nos esportes, nos exercícios ou na vida, treine com constância, diariamente, e a proficiência será sua. Quando quiser se destacar em alguma coisa, não busque uma saída rápida; não existem resultados imediatos.

O símbolo chinês para treinamento, prática, mostra um passarinho batendo as asas constantemente, até aprender a voar. Quando você quiser aprender a "voar" nos esportes e nos exercícios, lembre-se da metáfora do pássaro. Você terá de repetir constantemente a prática de uma habilidade, até que seu espírito levante vôo, subindo com alegria e grandeza. E, por melhor que você seja no jogo, sempre haverá uma necessidade de repetição, com variações, se quiser continuar voando. Um atleta muito conhecido de nível internacional, que parece não ter problema nenhum em voar e subir bem alto, é Michael "Air" Jordan. Ele se mantém acima de seus competidores porque insiste em treinar continuamente. Sabe-se que Jordan costuma aparecer bem cedo para um jogo e, na ausência dos colegas de time, treina seus arremessos de três pontos seguidamente, até chegar quase à perfeição. Se um atleta importante como Jordan compreende a necessidade de praticar repetidamente, talvez todos nós devêssemos considerar o valor dessa prática em nossos esforços físicos. John Wooden, treinador da poderosa dinastia Bruins de basquete da UCLA, disse que o caminho para o aperfeiçoamento passa pelas oito leis do aprendizado: explicação, demonstração, imitação, repetição, repetição, repetição, repetição e repetição.

O ato físico da prática repetida pode ser considerado como um excelente mentor sagrado, que lhe dá a oportunidade de aprender como ficar calmo e quieto ao se concentrar no processo do movimento repetitivo. A prática torna-se uma experiência gratificante, metódica, rápida, na direção do aperfeiçoamento. Com a prática, você começa a notar um progresso constante, sutil e contínuo, muito satisfatório. É inevitável que haja ganhos com a atenção diária dada ao aprendizado de qualquer habilidade ou técnica. Mas isso também requer tempo e trabalho diligente, porque haverá estagnação no caminho, períodos de estabilidade relativa, com pouco ou nenhum progresso ou benefício aparente. Considere essa ausência de progresso como outro aspecto importante e necessário da curva ascendente do aprendizado. Os períodos de estagnação podem ser utilizados como uma pausa natural, um importante tempo de reflexão, de reavaliação, de revelação e, talvez, de descanso ou hibernação, parte de um ciclo periódico, no qual você se nivela, antes de lançar-se adiante. É um tempo sagrado, que lhe dá a chance de trabalhar com seus sentimentos de frustração e contrariedade.

Para ajudar a você mesmo nesse período de estagnação, não lute contra ele, nem o ignore; reconheça-o pelo que realmente é, ou seja, um passo essencial para qualquer um que escolha o caminho da excelência. Seja gentil consigo mesmo, como um bom treinador de si mesmo, e lembre-se de que há uma oportunidade esperando por você nos bastidores. Você tem agora a oportunidade de provar como um comportamento calmo e adaptável, aliado a uma persistência bem-humorada, poderá ajudá-lo a atravessar esse período difícil, para aperfeiçoamento e boa sorte. Aprenda que tornar-se um bom ciclista, ou tornar-se bom em qualquer outra atividade, é o resultado de "tempo de prática", de horas de prática, mesmo quando você começa a provar, e parece estar girando em círculos, sem chegar a lugar nenhum. O dançarino principal, depois de uma brilhante atuação noturna, volta à barra do estúdio pela manhã, bem cedo.

Confie em que, praticando diariamente, especialmente durante os períodos de estagnação, você estará armazenando bastante experiência e, *quando chamado a agir*, seu corpo *sempre* dará o melhor possível de si.

O mesmo princípio que se aplica à sua vida física é relevante em todas as outras áreas da vida. Uma vez que você tenha compreendido a importância do treinamento e a função dos períodos de estagnação na jornada do aperfeiçoamento nos esportes e nos exercícios, será mais fácil aplicar esse entendimento quando começar a aprender a datilografar, escrever, pintar, publicar, falar, plantar, construir, cantar ou dançar. Observe como você se tornou paciente e mais tolerante em relação a um progresso lento e deliberado em direção à satisfação e à competência com a sua atuação.

Agora, antes de tentar praticar o que quer que seja, fique em pé e imagine que é um grande pássaro: sinta-se pronto para levantar vôo (em qualquer arena da vida), com todo o seu potencial. Respire profundamente, expanda o peito para estender os ombros e abra os braços para uma enaltecedora sensação em seu corpo inteiro. Imagine o momento em que o seu espírito levanta vôo, e você sobe, com alegria.

Use os seguintes exercícios que o ajudarão a cultivar seu talento interior, e alimentar e reforçar a importância da prática. Lembre-se, também, de que você precisa preceder seus exercícios ou atividades esportivas diárias de uma sessão de dez minutos de visualização e respiração na Mente Tao, a fim de se descontrair e se concentrar no modo como você gostaria de atuar no seu regime de exercícios.

A. OBSERVAÇÃO DA RESPIRAÇÃO

Outra vez, no descontraído estado da Mente Tao, com os olhos fechados:

- Inspire devagar pelo nariz e observe, com os olhos fechados, a "nuvem branca" encher completamente seus pulmões.

- Suspenda a respiração por alguns segundos (de três a cinco) e observe o ar limpo indo para todas as extremidades do seu corpo.

- Expire e observe a "nuvem enfumaçada e sem oxigênio" saindo pelo nariz como dióxido de carbono. Veja-a dissolver-se e desaparecer.

- Suspenda a respiração por alguns segundos (de três a cinco) e imagine o vazio em seus pulmões.

- Repita esse processo de observar a respiração umas dez vezes ou mais e note a calma descontração que toma conta de você.

B. VISUALIZAÇÃO

Outra vez, no descontraído estado da Mente Tao, com os olhos fechados:

- *Veja* a si mesmo durante uma sessão de treinamento.
- *Imagine-se* repetindo uma certa rotina vez após vez, até que fique monótono.
- *Mude* sua consciência e descubra a alegria e o valor do movimento repetitivo.
- *Sinta* a si mesmo desfrutando esse momento de estabilidade que lhe permite refletir sobre seu potencial passado e futuro.
- *Diga* a si mesmo que há possibilidades à sua espera.
- *Sinta-se* bem com a sua nova abordagem Tao à prática.

C. AFIRMAÇÕES

Lembre-se de que o que segue são exemplos de afirmações que reforçam as lições do Tao a serem aprendidas. Nas linhas em branco, crie algumas afirmações que sejam pessoais e relevantes à sua jornada. Faça experiências, e divirta-se ao fazê-lo; use bem os cartões do fichário, colocando suas afirmações em vários lugares. Recite-as também para si mesmo durante a visualização, e visualize o que as palavras na verdade querem dizer.

Tudo deve ser experimentado quando pratico diariamente.

Gosto do caminho que leva ao aperfeiçoamento mais que do próprio aperfeiçoamento.

Praticar é uma grande satisfação, o meu eterno deleite.

_____

_____

_____

D. APLICAÇÃO DA SABEDORIA ANTIGA

Use a seguinte mudança pragmática de atitude para ajudar você a reestruturar a visão conceitual que você tem do mundo à sua volta:

O Tao nos ajuda a renovar outra vez cada prática e a ver cada exercício como uma redescoberta de todos os prazeres. Com o Tao, você pode facilmente transcender a chatice das rotinas repetitivas. Use este exercício fácil e enganoso do Tai Ji, chamado "Kai-Hsing" (abra o seu coração e a sua mente), para despertar para o aqui e agora. Cruze os braços no peito, abra-os e diga desavergonhadamente para si mesmo: "Mais um saco de pôr-do-sol no Paraíso!" Então, com o olho da mente, maravilhe-se com a incrível beleza desse milagre que se repete. Repita esse exercício muitas vezes. Pratique, pratique e pratique sua verdadeira percepção da emoção do aqui e agora, aqui e agora, repetidas vezes!

K A I

ESTÁGIO 4

Como Tirar Proveito das Vitórias em Batalhas Interiores

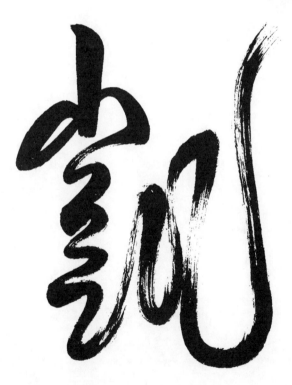

Regozijo do Espírito Triunfante Rodopiando no Topo da Montanha

Em programas normais de atletismo, o campo, a quadra, a pista, a academia e o centro de treinamento são vistos como campos de batalha contra um oponente, um marcador, um relógio, uma máquina ou você mesmo. A nova abordagem de O *Tao da Boa Forma Interior*, para esportes e exercício, vê esses locais como arenas de batalhas *interiores*, oportunidades para ajudá-lo a ir para dentro de si mesmo, para buscar lá no fundo e aprender sobre problemas interiores, tais como medo, fadiga, fracasso, paciência, persistência, perseverança, coragem, compromisso, confiança, dúvida com relação a si mesmo e ego. Desse modo, o físico se torna um caminho sagrado de autodescoberta e um tempo de meditação para estar consigo mesmo. Aqui, neste estágio da jornada, você aprenderá, com o paradoxo chinês, como perda é ganho, e verdadeiramente começará a entender a noção de fracasso como sendo sucesso. Você terá a chance de compreender o verdadeiro significado de vencer, sem se importar com os resultados. Quando você se voltar para dentro de si mesmo e enfrentar as dúvidas com relação a si próprio, aprenderá como a vulnerabilidade e os erros podem ser utilizados para sua vantagem, num mundo de competição saudável. Para as pessoas envolvidas em atividades de equipe, interdependência, união, cooperação, devoção e lealdade são virtudes espirituais que irão guiá-las para um jogo sinérgico. Suas batalhas interiores terão um significado diferente à medida que se familiarizar com o Tao como o Caminho do Rio, no qual você aprende a se entregar, a fluir e a se misturar com forças exteriores, pelo ato da não-resistência. Finalmente, descobrirá o verdadeiro benefício de ser humilde nos seus empreendimentos, ao aprender como deixar de lado a tendência de ficar embasbacado com o seu próprio progresso.

Aqui, a mensagem total que vai guiá-lo é o pensamento de que qualquer tipo de vitória externa, seja vencer um jogo, garantir um contrato, passar num teste, conseguir um trabalho, ser campeão no seu campo, é apenas um reflexo do triunfo interior. Quando a lembrança de medalhas e troféus recebidos começarem a esmaecer, as vitórias sobre os demônios interiores permanecerão vivas; os prêmios são subprodutos de se ter tido a coragem de falhar, paciência e perseverança para lidar com um ego mal-orientado e a luta contra a dúvida a respeito de si mesmo.

A fórmula é simples: com o sucesso interior, há menor necessidade de uma vitória exterior. Com menor necessidade de vitória exterior, sente-se menor tensão, ansiedade e *stress*. Com menor ansiedade, tensão e *stress*, atinge-se naturalmente o melhor resultado exterior. Sucesso na vida é, portanto, um reflexo luminoso de todas as vitórias interiores que se experimenta com os esportes e atividades físicas; é fazer as pazes com o eu interior e com a maneira como isso provoca um impacto em todo o seu mundo ao senti-lo bem dentro da alma.

Neste estágio, você começará a ver o caminho físico de um modo ainda mais amplamente espiritual, no qual o verdadeiro desafio está no interior, o oponente é você mesmo e a recompensa é muito pessoal e particular. Todos os resultados do seu mundo são vistos, agora, como subprodutos do fato de você ter encarado esse desafio.

Digamos que você está às voltas com a noção de fracasso ou de revés, durante um jogo ou exercício. Pergunte a si mesmo: "O que essa situação está exigindo de mim? No que preciso me apoiar para encarar esse desafio? O que eu tenho que me faz ser capaz de aceitar o desafio? Como posso virar essa situação, de forma a que possa me beneficiar dela?" Responder a essas perguntas pode ajudá-lo a encarar melhor o verdadeiro desafio interior. Os capítulos deste estágio vão ajudá-lo a responder à altura da situação e a tornar-se vitorioso nas batalhas interiores. Para entrar no espírito do assunto, considere a seguinte história a respeito de um atleta de futebol que estava jogando sua primeira partida, e estava amedrontado com a perspectiva de derrota:

Na manhã do seu primeiro jogo, Danny foi até o treinador e contou que estava preocupado com a possibilidade de o adversário fazer muitos gols com ele como goleiro. O treinador disse-lhe que até os melhores goleiros do mundo sofrem gols, e que por isso ele estava em muito boa companhia. E tranqüilizou-o dizendo que, marcassem gols ou não, ele ainda podia *jogar* como campeão, mergulhando para pegar a bola, pulando bem alto para desviar os chutes e ficando alerta durante todo o jogo. Finalmente, disse a Dan que se divertisse na execução desse plano, e que, caso não se divertisse, não tornaria a jogar com o time. Sem a pressão em cima de si, Dan só deixou passar um gol, mas o adversário ganhou o jogo por 1 x 0. Mesmo perdendo, todo mundo aplaudiu o heroísmo, a coragem e o entusiasmo de Dan. Ele foi vencedor, ainda que o resultado não refletisse o fato. Danny se sentiu orgulhoso de sua atuação "vitoriosa". Jogar como vencedor, sem se importar com os resultados, é o caminho certo para vencer até o fim da vida. Dan conseguiu uma vitória que nunca apareceu nas páginas esportivas dos jornais.

Sem Precisar Ganhar,
a Vitória é Sua

De uma perspectiva taoísta, vencedor é aquele que, paradoxalmente, abre mão da necessidade de vencer e, ao fazê-lo, torna-se vitorioso. A sabedoria antiga incita-o a concentrar-se na dança e a ser o melhor dançarino que puder no momento em questão. A verdadeira recompensa de qualquer programa esportivo ou prática de exercícios se experimenta *agora*, na excelência que se quer mostrar momento a momento. De acordo com o Tao, o apego a resultados deprecia e diminui a força e o poder pessoal. Quando um atleta precisa vencer, a ansiedade e a tensão aumentam. A pressão de controlar o resultado causa restrições fisiológicas, com os músculos tornando-se rígidos e menos flexíveis.

Foi o que aconteceu com o patinador de velocidade Dan Jansen, campeão mundial dos 500 metros. Ele havia perdido a medalha em sete corridas olímpicas consecutivas, ainda que fosse o favorito absoluto. Mas havia uma última chance de vitória, antes de ele se decidir a sair da competição. Ao contrário das sete corridas anteriores, nas quais concordava em aceitar a pressão e precisava vencer, decidiu simplesmente aparecer na corrida de 1000 metros e patinar descontraidamente, abrindo mão da necessidade de controlar o resultado. Para se inocular contra o vírus da "necessidade de vencer", ele se concentrou na dança da corrida, correndo como um campeão mundial, sem a perspectiva de ganhar a medalha de ouro. Seguindo essa linha de ação identificada com o Tao, voltada para o interior, ele foi capaz de neutralizar a ansiedade que sentia e patinar em níveis inesperados. A mudança de consciência, de "devo vencer" para "talvez eu vença, talvez não, mas vou patinar como um atleta de nível internacional", fez com que Jansen ganhasse a medalha de ouro em tempo recorde e terminasse uma longa saga de futilidades. Ele saiu vitorioso durante a jornada, e o subproduto, como em todas as arenas da vida, foi o triunfo no placar. Na verdade, sua atuação pode ser considerada uma forma de meditação, na qual ele conseguiu ficar calmo, concentrar-se no que fazia e deixar as coisas acontecerem.

Perguntaram certa vez: "Se vencer não é importante, por que continuar marcando pontos?" Bom, é importante e muito divertido. Ainda assim, vencer não deve ser um fim em si mesmo, embora muitas pessoas possam discordar. Para alguns, o pensamento da vitória é mais importante do que a própria vida, e muitos estão literalmente dispostos a se matarem para entrar no círculo dos vencedores. Veja o grande uso de esteróides anabólicos, uma droga mortal, feito por alguns dos melhores atletas que venderiam a própria alma para vencer. Desde pequenos, ensinam-nos a que nos concentremos no exterior, e que, se vencermos, seremos felizes e nossa vida será maravilhosa. De acordo com alguns, vencer pode até transformar você num ser humano melhor. Todo esse raciocínio, é claro, é pura bobagem.

Processos mentais desse tipo estão disseminados não somente nos esportes, mas parecem ser a moda em muitas áreas da vida moderna. Uma grande parte de nossa estrutura social está construída em torno da antiquada noção de que não existe lugar para o segundo colocado. Essa atitude é substanciada por muitos atletas que competem nos jogos olímpicos. De acordo com muitas mentes estreitas e nocivas, "não se ganha a prata; perde-se o ouro". Essa ênfase impiedosa em vencer (ser chamado primeiro, ou ser o primeiro, na divisão por idade, ou ganhar alguma recompensa por fora) pode causar dano ao seu espírito e roubar-lhe a alma; também pode ser prejudicial física e psicologicamente. Isso adiciona camadas desnecessárias de tensão, ansiedade e *stress*, o que contribui para resultados desfavoráveis e afeta a capacidade de fazer o melhor que se pode. Quando se fica obcecado por vencer, o corpo é incapaz de se movimentar com a fluidez ou com o fluxo tão necessário para uma atuação vitoriosa. Com a mente fixa apenas nos resultados, o corpo se torna extremamente rígido. Com uma mente que flui livremente, o corpo flui com liberdade. Abrir mão da necessidade rígida de vencer é uma maneira segura de reduzir a ansiedade, aumentando, assim, as chances de vitória.

Para ajudar a tirar a atenção dos resultados, em qualquer campo de atuação, considere a seguinte história. Um atleta profissional da NBA, Associação Nacional de Basquete, estava preocupado com um jogo muito importante que tinha pela frente, e queria aliviar um pouco da tensão e da ansiedade criadas por tentar controlar os resultados. Ele ficava se preocupando, com pensamentos negativos, praticamente vendo a si mesmo se autodestruir durante o torneio. Sugerimos que ele fizesse uma lista das cinco maneiras nas quais ele poderia jogar como campeão, ser o melhor em cada momento do jogo. Entre os itens de sua lista estava a observação — vigiar o oponente bem de perto, com os braços levantados; buscar um tiro livre e convertê-lo; cuidar do jogo e não do treinador ou da multidão; respirar profundamente e se concentrar na rotação da bola antes de fazer um arremesso livre. Pedimos a ele que se considerasse um atleta bem-sucedido caso jogasse de acordo com esse plano, e que se divertisse na execução de cada item. Sua concentração estava tão forte, que ele nem sequer uma vez pensou nos resultados. Ele foi um tremendo sucesso e jogou uma excelente partida, ainda que seu time perdesse por pouco. A questão é a seguinte: você também pode desviar sua preocupação com resultados para uma preocupação com o que tem de fazer. Como resultado desse "desvio" você atuará em níveis mais elevados. Escolha cinco maneiras nas quais pode executar uma tarefa da melhor maneira possível. Por exemplo, faça a sua tarefa seguindo uma fórmula apropriada. Faça questão de respirar corretamente. Use a visualização antes da execução de uma habilidade especial. Atue de um modo descontraído. Talvez você possa se comunicar claramente com as pessoas ao seu redor. Deixe que os resultados sejam o subproduto de como você completou esses cinco itens de momento a momento. Prepare-se apropriadamente, concentrando-se em fazer o melhor que puder; talvez você não vença, mas nunca perderá.

Na vida, "vencer" pode ser conseguir um trabalho, assinar um contrato, atingir uma quota, passar num teste, entrar num curso de pós-graduação, ser aprovado. Execute essas tarefas com o coração, e não com a cabeça. Mais uma vez, aproveite a oportunidade de crescer por dentro e abra mão da necessidade premente de vencer. Leve isso para um outro nível espiritual, recusando-se a medir seu valor pessoal pelos resultados. Saiba que você é muito mais complexo e importante do que um simples jogo, acontecimento ou rotina. Em vez de tentar "vencer", apenas demonstre sua capacidade de atuar no limite máximo — nada mais, nada menos. É saudável manter o seu desejo de triunfar, mas dê-se conta de que, na verdade, você não "precisa" vencer; a vitória é uma ilusão de felicidade que raramente cumpre o que promete. Com esse despertar interior, você imediatamente reduzirá a ansiedade e, paradoxalmente fazendo isso, aumentará as chances de vitória. Concentre-se, em vez disso, em atuar da melhor forma que puder; redefina "vencer" como a habilidade de exibir os talentos e capacidades que aprendeu durante toda a sua vida. Pense nisto: quando um dos olhos está na vitória ou nos resultados, resta o outro para se concentrar no momento. Repita a si mesmo a seguinte verdade: seus maiores triunfos são sempre os subprodutos de sua habilidade de demonstrar o nível que já atingiu, no que quer que faça. Concentre-se no momento, na sua própria experiência, não em saber se você terá sucesso. Saiba, também, que resultados exteriores são efêmeros; vitória interior dura para sempre.

Use os seguintes exercícios que o ajudarão a cultivar o seu talento interior e a alimentar e reforçar o conceito da verdadeira vitória. Lembre-se, também, de que você precisa preceder seus exercícios ou atividades esportivas diárias de uma sessão de dez minutos de visualização e respiração na Mente Tao, a fim de se descontrair e se concentrar no modo como você gostaria de agir no seu regime de exercícios.

A. OBSERVAÇÃO DA RESPIRAÇÃO

Outra vez, no descontraído estado da Mente Tao, com os olhos fechados:

- Inspire devagar pelo nariz e observe, com os olhos fechados, a "nuvem branca" encher completamente seus pulmões.
- Suspenda a respiração por alguns segundos (de três a cinco) e observe o ar limpo indo para todas as extremidades do seu corpo.
- Expire e observe a "nuvem enfumaçada e sem oxigênio" saindo pelo nariz como dióxido de carbono. Veja-a dissolver-se e desaparecer.
- Suspenda a respiração por alguns segundos (de três a cinco) e imagine o vazio em seus pulmões.
- Repita esse processo de observar a respiração umas dez vezes ou mais e note a calma descontração que toma conta de você.

B. VISUALIZAÇÃO

Outra vez, no descontraído estado da Mente Tao, com os olhos fechados:

- *Imagine-se* a si mesmo executando sua atividade física no máximo da sua capacidade.
- *Sinta* a confiança que lhe cabe, por atuar extremamente bem.
- *Sinta* a emoção que vem por demonstrar seu alto nível de atuação.
- *Viva* a diversão ao pôr em ação o plano visualizado.
- *Sinta* orgulho de seus esforços.
- *Veja* a si mesmo como um vencedor na vida como um todo.

C. AFIRMAÇÕES

Lembre-se de que o que segue são exemplos de afirmações que reforçam as lições do Tao a serem aprendidas. Nas linhas em branco, crie algumas afirmações que sejam pessoais e relevantes à sua jornada. Faça experiências, e divirta-se ao fazê-lo; use bem os cartões do fichário, colocando suas afirmações em vários lugares. Recite-as também para si mesmo durante a visualização, e visualize o que as palavras na verdade querem dizer.

> Vencendo ou perdendo, jogo, corro, esquio, estudo, preparo-me como um campeão.

> Sou vitorioso, porque me sinto vitorioso.

> Vencer é só o resultado: fazer o que gosto de fazer é que vale.

> Vencer, nos esportes e na vida, é a alegria de a gente se dedicar a um plano bem-definido.

_____

_____

_____

D. APLICAÇÃO DA SABEDORIA ANTIGA

Use a seguinte mudança pragmática de atitude para ajudar você a reestruturar a visão conceitual que você tem do mundo à sua volta:

> *"Podemos, afinal, fazer render melhor o nosso potencial, se não presumirmos que estamos à frente de outros"* (TAO TE CHING, *verso 67*). *Na prática do Tai Ji, o normal é voltar um passo atrás para criar uma perspectiva mais ampla, enquanto se mergulha no fundo, para um espaço mais elevado. Tudo é relativo. Para viver completamente a realização no seu exercício, o seu único competidor é o verdadeiro eu no qual você pode se transformar. Encontre o vencedor interior pelo exemplo do gesto do menino Buda. Fique em pé. Levante o braço direito, apontando para o céu, enquanto seu braço e dedo esquerdos apontam para a terra. Alongue-se e diga, para que todos ouçam: "Mundos acima! E Mundos abaixo! O Chefe de todos os mundos sou eu!"*

Perda é Lucro

Enquanto que o bem-cotado time de basquete masculino da Universidade de Nebraska (o segundo dos Estados Unidos) parecia atordoado com uma inesperada derrota diante do Carolina do Sul em sua própria casa, o treinador Rick Pitino não estava nem um pouco atordoado. Ele passou todo o massacre em revista, fez as mudanças necessárias e concentrou a atenção do seu time no revés como sendo uma lição de comportamento. Ele acatou a perda como um técnico, instruindo-os a respeito das próprias falhas e das mudanças saudáveis que precisavam ser feitas. Daí em diante, eles passaram de vento em popa pelo torneio da NCAA de 1997, chegando às finais no segundo ano consecutivo, perdendo por pouco para a Universidade do Arizona.

O *Tao Te Ching* diz como lucrar com uma perda. Épocas de progresso sempre são precedidas por épocas de caos. O sucesso chega para todos os que conseguem atravessar a tempestade. Lao Tzu ensinava que devemos ver o fracasso, os reveses e os erros como lições das quais podemos aprender algo. Jackie Joyner-Kersee, três vezes vencedora da medalha de ouro nas Olimpíadas, seguiu esse conselho. Ela alega que perder valeu bastante a pena para ela; entender seus reveses fez com que ela fosse em frente e vencesse.

Depois de uma derrota de partir o coração, no campeonato de basquetebol da NCAA, rumo ao torneio do Final Four, um treinador cheio de sabedoria afirmou que, ainda que os contratempos de seu time fossem uma perda no mundo físico, eram um triunfo no reino espiritual. De acordo com ele, o time aprendeu com essa perda e se tornou mais unido e sólido.

Quando você vê a perda com uma mudança interior de consciência, seu coração se abre para uma abordagem mais compassiva e compreensiva do que vem a ser perda ou fracasso: desde que nascemos, dizem-nos que fracasso é uma abominação a ser evitada a qualquer custo. Tradicionalmente, atletas e entusiastas por exercícios se sentem devastados depois de resultados "indesejáveis". Quando adota uma postura Tao, mais natural e maleável com respeito à adversidade, você pára de se castigar emocionalmente e cria um ambiente interior no qual o perdão pessoal pode abrir a porta para uma exploração do mar do seu grande potencial. Aceitar o fracasso como um aspecto necessário do sucesso permite que você tente vez após vez, aprendendo com cada revés, até que aperfeiçoe a tarefa. Usando uma metáfora inspirada na natureza, lembre-se de que, devido às condições adversas da floresta, a árvore fica forçada a subir a grandes alturas. Durante a vida toda, épocas de adversidade são períodos de grande florescimento, tanto como pessoa quanto como atleta.

Esportes e exercícios nos dão uma grande oportunidade para praticar o Tao e ficar interiormente em paz com o fracasso e a perda. Todo mundo sofre contratempos; não se pode evitá-los. Diz-se que existem dois tipos de pessoas atuantes no mundo: os que fracassam e os que fracassarão. A aceitação desse fato ajudará você a aceitar melhor seus reveses, não apenas nos esportes, mas na vida como um todo. Grandes atletas e pessoas atuantes na vida se tornam vencedores porque parecem ter uma tolerância bem grande para com o fracasso. Eles vencem mesmo na derrota, vendo esses momentos de crise com os olhos de um taoísta. Em chinês, a palavra para crise significa duas coisas ao mesmo tempo: perigo e oportunidade. Fracassos são oportunidades que vêm na hora certa para fazê-lo crescer interiormente, pela auto-aceitação e aprender o que precisa ser aprendido, e então, com seu novo conhecimento, melhorar e continuar em frente. Você fez exatamente isso quando era pequeno e aprendeu a caminhar, uma habilidade física exponencialmente mais complexa do que qualquer outra habilidade que você esteja tentando aprender agora. Você o fez corrigindo repetidamente os erros, mesmo quando sentia uma tremenda dor quando caía. O fracasso foi o seu mestre e você aprendeu bem. Toda habilidade física, tal como caminhar, é aperfeiçoada pela adversidade e pelo fracasso.

Ora, digamos que você recentemente tenha passado por um dos maiores reveses que já sofreu no seu programa físico. Depois de lidar com o desapontamento e de se dar conta de que, nesse sentido, você é igual a todos os grandes atletas, identifique o que aprendeu na derrota e comece a ver de que maneira isso poderá ajudá-lo a progredir, no futuro, para um nível mais alto. Sua reação positiva ao que antes era uma situação hostil é um indício de que você está ficando espiritualmente em boa forma.

Talvez também ajude notar como é absolutamente impossível alguém ser completamente bem-sucedido, competente e cheio de êxito na escola, nos negócios ou em qualquer outra área de atuação. Pensar diferentemente é muito irracional e causa muita perturbação interior. Quando achar que está sentindo um vazio depois de um contratempo na vida, diga a si mesmo que a vida é feita de altos e baixos: às vezes se ganha, às vezes se perde. Talvez seja melhor não se levar muito a sério. Recuse-se a lutar contra si mesmo, quando esse mestre aparecer de repente. Abra-se para aprender com esse "treinador" bem-intencionado.

Pense em ser como o Guerreiro Zen: não espere nada, mas fique pronto para tudo. Se você tem uma expectativa muito grande em relação a resultados, está se programando para um contratempo. Pode tentar criar convincentes visões de preferências, e então fazer tudo o que está ao seu alcance para fazer com que essas preferências produzam fruto. Assim, a perda não será tão devastadora.

Use os seguintes exercícios que o ajudarão a cultivar uma aceitação do fracasso como sendo um mestre na vida em geral. Lembre-se, também, de que você precisa preceder seus exercícios ou atividades esportivas diárias de uma sessão de dez minutos de visualização e respiração na Mente Tao, a fim de se descontrair e se concentrar no modo como você gostaria de agir no seu regime de exercícios.

A. OBSERVAÇÃO DA RESPIRAÇÃO

Outra vez, no descontraído estado da Mente Tao, com os olhos fechados:

- Inspire devagar pelo nariz e observe, com os olhos fechados, a "nuvem branca" encher completamente seus pulmões.
- Suspenda a respiração por alguns segundos (de três a cinco) e observe o ar limpo indo para todas as extremidades do seu corpo.
- Expire e observe a "nuvem enfumaçada e sem oxigênio" saindo pelo nariz como dióxido de carbono. Veja-a dissolver-se e desaparecer.
- Suspenda a respiração por alguns segundos (de três a cinco) e imagine o vazio em seus pulmões.
- Repita esse processo de observar a respiração umas dez vezes ou mais e note a calma descontração que toma conta de você.

B. VISUALIZAÇÃO

Outra vez, no descontraído estado da Mente Tao, com os olhos fechados:

- *Lembre-se* de um contratempo, erro ou fracasso recente em sua vida.
- *Reviva-o* mentalmente, desta vez corrigindo a situação.
- *Veja* como você atua melhor quando aprende a lição.
- *Sinta* a emoção de fazê-lo corretamente, de acordo com o plano.

C. AFIRMAÇÕES

Lembre-se de que o que segue são exemplos de afirmações que reforçam as lições do Tao a serem aprendidas. Nas linhas em branco, crie algumas afirmações que sejam pessoais e relevantes à sua jornada. Faça experiências, e divirta-se ao fazê-lo; use bem os cartões do fichário, colocando suas afirmações em vários lugares. Recite-as também para si mesmo durante a visualização, e visualize o que as palavras na verdade querem dizer.

Meus contratempos me ensinam a ir em frente.

A adversidade me dá força interior. Sinto-me mais forte.

Perder não é o fim do mundo. Eu entendo e aprendo.

A derrota é o mentor perfeito para os meus futuros sucessos.

_____

_____

_____

D. APLICAÇÃO DA SABEDORIA ANTIGA

Use a seguinte mudança pragmática de atitude para ajudar você a reestruturar a visão conceitual que você tem do mundo à sua volta:

A filosofia do Tao declara sabiamente: "Cada perda é um lucro." Pode-se sentir isso melhor com o movimento Tai Ji de esvaziamento. Primeiro, faça como se estivesse pegando algo com as mãos, dos dois lados do seu corpo, colhendo energia para encher seu Dantien de Qi. Respire profundamente, para fortalecer essa plenitude de ser. Sinta o limite da supersaturação. Depois expire, e solte essa plenitude, sacudindo os braços abertos. Sinta como esse vazio reaberto readquire ainda mais uma nova plenitude, com grande deleite.

A Arte de Buscar Juntos

O *I Ching* nos faz lembrar de como trabalhar juntos ajuda-nos a conseguir coisas importantes. A interação sinergética, de acordo com o Tao, produz abundância de energia para uma contínua expansão e crescimento. Em programas de esporte ou exercício, seus oponentes são dádivas valiosas, ótimos professores, que o empurram para posições físicas, emocionais e espirituais que você talvez nunca atingiria sem eles. Fazendo uma mudança de consciência, competidores podem tornar-se parceiros numa cultura sinergética, na qual cada um se torna vencedor ao ajudarem-se uns aos outros no sentido de uma atuação melhor. Os seus concorrentes são como conselheiros espirituais, que o ajudam a cavar bem fundo e a compreender a si mesmo mais completamente, fazendo aflorar em você o melhor de si mesmo. O interessante é que, se estudar a derivação do verbo "competir", verá que significa "buscar juntos". Nós realmente saímos fora dos trilhos nesse aspecto do jogo.

Em chinês, o símbolo para competidores mostra muitos indivíduos ajudando-se mutuamente, compartilhando da mesma tarefa. Todos os seus competidores existem para ajudar você a buscar o que há de melhor em você, elevando-o a grandes alturas, enquanto você faz o mesmo por eles. Chame por essa parceria e dê a ela as boas-vindas.

Aqui está um exemplo desse "buscar juntos". No meio de uma íngreme escalada, durante uma corrida, uma ciclista sentia que estava fazendo o melhor que podia. Nesse mesmo instante, duas competidoras chegaram por detrás dela e começaram a ultrapassá-la. Sua primeira reação foi abandonar a corrida; as duas eram fortes demais e ela ficaria para trás. Então lembrou-se do conceito de parceria e se perguntou: "*E agora*, o que posso fazer? Como posso fazer com que elas me ajudem?" E decidiu não deixar que as atletas lhe passassem à frente, mas escolheu, em vez disso, deixar que elas a "puxassem" morro acima, por apenas um minuto. Ficando assim, mesmo por um período tão curto, ela descobriu reservas de força e energia de cuja existência não tinha notícia e tomou a liderança antes de chegar ao topo da colina; e continuou, vencendo a corrida. Sem as outras, ela nunca teria ido tão fundo. Como todos os competidores, suas oponentes deram-lhe a oportunidade de ir para dentro de si mesma e ver o que ainda possuía; elas eram dádivas disfarçadas, ainda que, ostensivamente, estivessem todas concentradas na própria atuação.

Eu (Jerry) lembro quando competi num campeonato nacional de corrida *cross country*, de quinze quilômetros, em Houston. A maioria dos atletas estava imaginando como poderia derrotar os rivais mais próximos. Eles falavam sobre "instinto assassino" e sobre como é importante competir bem. Fui até o candidato favorito da corrida e deixei-o chocado, ao dizer: "Espero que você faça uma boa corrida." Confuso e um tanto desconcertado por essas palavras, ele perguntou por que eu estava dizendo aquilo. Respondi: "Quanto melhor você se sair, melhor eu me saio." Ele ganhou a corrida e eu cheguei em terceiro lugar, fazendo o melhor tempo que eu já conseguira nessa distância, enquanto o empurrava para a sua maior vitória. Fizemos a busca juntos, no sentido de autodescoberta. Cada um de nós estava descobrindo algo sobre quem éramos e sobre como continuar à frente. Era uma parceria de coração, na qual oferecemos um ao outro, com um forte espírito competitivo, lições sobre ser campeão e ser um oponente corajoso.

É contraproducente e cruel concentrar-se em diminuir os outros para se parecer maior do que é pois, em vez de aumentar, isso diminui o que você é e a maneira como trabalha. Pode-se ilustrar isso facilmente com o seguinte exercício: trace uma linha de dois centímetros numa folha de papel em branco. Ora, o que se pode fazer para que essa linha pareça menor do que é? Muitos apagariam um pedaço; outros dobrariam o papel; alguns colocariam o papel a distância. Essas técnicas resolveriam o problema, mas fariam com que você concentrasse muita energia na linha. Em vez disso, desenhe uma linha de dez centímetros ao lado da primeira, e observe como ela, com relação à nova linha, parece naturalmente menor. O mesmo acontece em situações de competição, nos esportes e na vida. Quando você entra na arena da competição, em vez de se concentrar no modo como poderia reduzir o "inimigo", concentre-se no modo como pode fazer a si mesmo melhor e como pode se elevar para um plano dinâmico mais alto. Você pode fazer isso usando táticas mais eficientes, melhorando sua habilidade, experimentando um equipamento melhor, treinando com maior eficácia, e vendo seu oponente como alguém a quem dar valor. Tudo isso "aumentará a sua linha" de autocrescimento e aperfeiçoamento.

Além disso, quando começa a se sentir ansioso ou tenso durante situações de competição na vida, saiba que, como acontece nos esportes, trata-se de uma competição. Em latim, "competir" significa "comprovar". Faça com que seus competidores sejam testemunhas especiais do que você faz; prometa fazer o melhor que puder. Ao entrar nessas competições, dê a si mesmo sua palavra de que vai "testar tudo", e então deixe que seu oponente comprove se cumpriu ou não o acordo. Como um bom competidor, você deveria agradecer sinceramente ao seu oponente por ajudá-lo a se manter honesto. E, por sua vez, você deveria dar a eles a oportunidade de fazer a mesma promessa e tornar-se seu juiz, mantendo-os honestos. Vocês estão ali para ensinarem-se mutuamente a dançar. É a chance de mostrar sua habilidade de exibir as sagradas virtudes da confiança, da segurança, da integridade e da interdependência.

Use os seguintes exercícios que o ajudarão a cultivar seu talento interior, e a alimentar e reforçar o conceito de ter seus oponentes como parceiros. Lembre-se, também, de que você deve preceder seus exercícios ou atividades esportivas diárias de uma sessão de dez minutos de visualização e respiração na Mente Tao, a fim de se descontrair e se concentrar no modo como você gostaria de agir no seu regime de exercícios.

A. OBSERVAÇÃO DA RESPIRAÇÃO

Outra vez, no descontraído estado da Mente Tao, com os olhos fechados:

- Inspire devagar pelo nariz e observe, com os olhos fechados, a "nuvem branca" encher completamente seus pulmões.
- Suspenda a respiração por alguns segundos (de três a cinco) e observe o ar limpo indo para todas as extremidades do seu corpo.
- Expire e observe a "nuvem enfumaçada e sem oxigênio" saindo pelo nariz como dióxido de carbono. Veja-a dissolver-se e desaparecer.
- Suspenda a respiração por alguns segundos (de três a cinco) e imagine o vazio em seus pulmões.
- Repita esse processo de observar a respiração umas dez vezes ou mais e note a calma descontração que toma conta de você.

B. VISUALIZAÇÃO

Outra vez, no descontraído estado da Mente Tao, com os olhos fechados:

- *Imagine* alguém com quem você competiu na vida.
- *Sinta* a ligação que vocês têm como parceiros nessa jornada.
- *Diga* a si mesmo que vocês dois estão aqui para ensinar um ao outro lições sobre a vida por meio dos esportes.
- *Sinta-se* descontraído e emocionado, ao se desafiarem mutuamente para atingir maiores alturas.
- *Sinta* o respeito e a apreciação mútua, por terem-se ajudado um ao outro a atingir maiores alturas.
- *Olhe* nos olhos um do outro, com mútua admiração.

C. AFIRMAÇÕES

Lembre-se de que o que segue são exemplos de afirmações que reforçam as lições do Tao a serem aprendidas. Nas linhas em branco, crie algumas afirmações que sejam pessoais e relevantes à sua jornada. Faça experiências, e divirta-se ao fazê-lo; use bem os cartões do fichário, colocando suas afirmações em vários lugares. Recite-as também para si mesmo durante a visualização, e visualize o que as palavras na verdade querem dizer.

> Aceito todos os meus oponentes. Eles me desafiam a atuar melhor.
>
> Meus competidores são espelhos, onde vejo o quanto posso ser melhor.
>
> Vamos jogar juntos e fazer muito mais.
>
> Estou aqui para ajudar todos vocês a elevar o seu nível de atuação.

_____

_____

_____

D. APLICAÇÃO DA SABEDORIA ANTIGA

Use a seguinte mudança pragmática de atitude para ajudar você a reestruturar a visão conceitual que você tem do mundo à sua volta:

A prática do Tai Ji pode parecer solitária, mas nunca está sozinha. Nós emprestamos forças do céu, da terra, do meio ambiente e da vibração de outras pessoas dentro do círculo da nossa percepção. Sintonizando-nos com tudo ao nosso redor, aprendemos a captar o Qi e utilizar o nosso exercício ao máximo, não como uma tarefa, mas como uma arte e uma diversão criativa. A chave é o ritmo. Sinta-se como o integrante de uma orquestra, co-criando uma linda música junto com toda a orquestra. Ou, como integrante de um enorme coral, tornando-se todas as vozes. Diante do oceano, você é apenas uma das ondas. Na floresta, uma das árvores. Levante-se, seja um na multidão e compartilhe o poder da coletividade. Depois continue com seu esporte ou exercício; seja um fio entretecido com a tapeçaria do ritmo ao seu redor.

Um só Coração, um só Objetivo

A sabedoria antiga nos ensina que o Céu e a Terra se unem espontaneamente para criar a suave chuva e gentis flores. O símbolo da caligrafia chinesa correspondente à cooperação representa uma unidade de visão, compartilhando um só coração e uma só razão. O *I Ching* nos faz lembrar da importância de criar unidade: o espírito humano se alimenta desse sentimento de conexão.

O mesmo acontece nas nossas experiências com companheiros de time e amigos de treinamento, nos esportes e nos exercícios. Com o bom senso de exercitar juntos, o time e o espírito humano se reavivam e fortalecem. Você está começando a ver que possuir um companheiro de treinamento em quem pode confiar, que se encontra com você na piscina, nas manhãs frias, ou para manter um olho em você ao malhar, é muito benéfico. Ciclistas usam os colegas do time de uma forma eficiente, para formar uma corrente de ar à sua frente, produzindo eficiência aerodinâmica e, no final, melhores resultados na atuação. Ao contrário do capítulo anterior, "A Arte de Buscar Juntos", cujo enfoque era a competição, este capítulo enfatiza como os companheiros de time e parceiros de treinamento podem começar a atuar em níveis mais elevados quando possuem um propósito único — cooperação e atitude de interdependência.

Esse objetivo único é muito bem exemplificado pelo time profissional de basquete dos Chicago Bulls, campeão mundial. Há muitos craques no time, e qualquer um deles poderia ser egoísta e dominador. Ainda assim, com uma única intenção, sob a liderança do treinador Phil Jackson, eles trabalharam juntos sem egoísmo algum, fazendo uma conexão espiritual com algo maior e melhor do que eles mesmos. Quando tomou posse dos

Bulls, Jackson jurou criar um ambiente baseado nos princípios de desprendimento e de compaixão, virtudes que ele havia aprendido em sua infância cristã e na prática do Zen durante a vida adulta. De acordo com Phil, criar um time bem-sucedido é um ato essencialmente espiritual, que requer que todos os participantes deixem de lado a auto-indulgência em favor do bem maior do time. Os Bulls se conectaram com esse poder de união e, jogando como uma unidade, estabeleceram o maior recorde de vitórias alcançado numa só temporada e ganharam cinco campeonatos mundiais, a caminho de se tornarem, sem dúvida alguma, o melhor time que já existiu na história da NBA. A sabedoria antiga nos diz que a chave do triunfo é a cooperação. O perito taoísta em estratégia, Sun Tzu, acreditava que triunfo é o resultado da união de propósitos e do coração. Desse modo, os Bulls são, certamente, um resultado desse tipo de união.

Pode-se sentir facilmente uma união de propósitos e de coração por meio dos esportes e dos exercícios, facilitando depois a abertura de todas as portas para um crescimento espiritual maior. Por exemplo, observe como exercitar-se com um amigo permite que ambos criem uma forte ligação. Você tende a se sentir um pouco mais emocionalmente chegado a um amigo com quem percorreu junto algumas trilhas nas montanhas. Quando duas pessoas se unem com o objetivo único de descobrir fronteiras ilimitadas de potencial, o esforço físico abre, por si só, caminhos emocionais e espirituais que a vida, de outra forma, talvez não lhe permitisse seguir. O elo se aprofunda e cresce ao se compartilhar um objetivo mútuo. Nessa jornada comum físico-interior, você se torna menos concentrado em si mesmo, mostrando a disposição de dar e receber num nível emocionalmente mais elevado.

Trabalho de equipe e conexão sinergética no campo físico também o ajuda a começar a entender a arte espiritual da interdependência. Você começa a se dar conta de que todos nós estamos ligados uns aos outros, como partes de um corpo; somos, quase sempre, a soma total de todos os aspectos da nossa vida. O papel, tirado da árvore, que cresceu do solo, alimentado pela chuva, foi prensado por uma máquina feita de metal, extraído por uma pessoa que leu o livro criado pelo autor que... e assim por diante. A chave para fomentar essa forte conexão é evitar centralizar-se em si mesmo, dando-se conta de sua interdependência com os outros em tudo o que faz. Aliás, saiba que você é capaz de ser muito mais, adotando esse conceito de interdependência.

Sentir os incontáveis benefícios espirituais de um só coração, de uma só meta no seu mundo físico, deveria encorajá-lo a buscar maneiras de continuar essa atividade sinergética em outras arenas da vida. O Tao encoraja todos nós a lutar por unidade, para que possamos ultrapassar nossas diferençazinhas insignificantes e unir nossos corações, para viver em paz e harmonia.

UM SÓ CORAÇÃO, UM SÓ OBJETIVO

Na arena profissional, note como seus esforços podem ser maiores, quando você se liga a uma outra pessoa, e leva seu trabalho a um nível mais alto. Nossa bem-sucedida colaboração para escrever nos ajudou a criar e produzir muito mais em parceria, e com mais alegria, do que se tivéssemos feito tudo sozinhos.

O Tao, falando sobre esforços cooperativos do Céu e da Terra, diz que eles são eternos e duradouros porque não existem sozinhos.

Use os seguintes exercícios que o ajudarão a cultivar seu talento interior, e a alimentar e reforçar a cooperação e a unidade de propósitos. Lembre-se, também, de que você precisa preceder seus exercícios ou atividades esportivas diárias de uma sessão de dez minutos de visualização e respiração na Mente Tao, para se descontrair e se concentrar em como gostaria de atuar em seu regime de exercícios.

A. OBSERVAÇÃO DA RESPIRAÇÃO

Outra vez, no descontraído estado da Mente Tao, com os olhos fechados:

- Inspire devagar pelo nariz e observe, com os olhos fechados, a "nuvem branca" encher completamente seus pulmões.

- Suspenda a respiração por alguns segundos (de três a cinco) e observe o ar limpo indo para todas as extremidades do seu corpo.

- Expire e observe a "nuvem enfumaçada e sem oxigênio" saindo pelo nariz como dióxido de carbono. Veja-a dissolver-se e desaparecer.

- Suspenda a respiração por alguns segundos (de três a cinco) e imagine o vazio em seus pulmões.

- Repita esse processo de observar a respiração umas dez vezes ou mais e note a calma descontração que toma conta de você.

B. VISUALIZAÇÃO

Outra vez, no descontraído estado da Mente Tao, com os olhos fechados:

- *Imagine-se* como parte integrante de um time ou grupo.

- *Veja* os integrantes do grupo apoiando-se uns nos outros, cooperando para trazer à tona o melhor de cada um.

- *Sinta* a alegria e a camaradagem, ao trabalhar sinergeticamente, de coração.
- *Ouça* as palavras encorajadoras de seus parceiros, dos integrantes do time, dos colegas.
- *Sinta-se* tocando outra pessoa de um modo afirmativo e positivo.
- *Faça* elogios aos outros integrantes do grupo por seus diligentes esforços.
- *Observe* como os outros respondem com reciprocidade ao seu comportamento cooperativo.
- *Veja* a atuação do time elevar-se bem alto.

C. AFIRMAÇÕES

Lembre-se de que o que segue são exemplos de afirmações que reforçam as lições do Tao a serem aprendidas. Nas linhas em branco, crie algumas afirmações que sejam pessoais e relevantes à sua jornada. Faça experiências e divirta-se ao fazê-lo; use bem os cartões do fichário, colocando suas afirmações em vários lugares. Recite-as também para si mesmo durante a visualização, e visualize o que as palavras na verdade querem dizer.

Juntos, valemos muito mais.

Sinto uma grande alegria quando coopero com os outros.

Ouço a minha voz, sozinha, tornar-se todas as vozes — um grande, retumbante *SIM*!

_____

_____

_____

_____

_____

D. APLICAÇÃO DA SABEDORIA ANTIGA

Use a seguinte mudança pragmática de atitude para ajudar você a reestruturar a visão conceitual que você tem do mundo à sua volta:

UM SÓ CORAÇÃO, UM SÓ OBJETIVO

Repasse o exercício um-no-meio-da-multidão da seção anterior sobre buscar juntos. Há somente um único zumbido cósmico. No conceito chinês do coração-mente, a inteireza indivisível — o Hsing. Ele é representado pelo caule, a consciência interior de cada flor da natureza. A meta de melhorar seu bem-estar físico é iluminar o seu bem-estar emocional e espiritual mais íntimo, compartilhando um só coração com a humanidade.

Resistência Gera Persistência

Na vida, tudo o que cede dura mais do que o que é rígido; o que não resiste triunfa sobre o inflexível. Essas lições do Tao nos indicam o caminho da menor resistência, o Caminho do Rio. O caracter chinês para o verbo ceder ilustra o modo pelo qual o rio e os riachos formam o próprio leito de acordo com os contornos naturais do terreno, sugerindo que devemos acompanhar os contornos e desfrutar o fluxo.

Na arte chinesa do movimento Tai Ji, o gesto é submisso e sem resistência, uma suave aproximação demonstrada pela dança Tui Shou, na qual os parceiros se empurram entrelaçando as mãos. Ao contrário de sua contrapartida ocidental, o gesto de apertar as mãos, processo no qual há pressão demais e quebra da intimidade, Tui Shou é uma combinação circular e sem esforço de mãos: quando empurrado, você puxa; quando puxado, você empurra. A resistência à força cria a persistência do conflito e da tensão, o que resulta em caos. A resistência provoca o esgotamento da energia, ao passo que o gesto de ceder a conserva.

Ao contrário de capítulo anterior, "Esforço sem esforço", no qual o objetivo é ajudá-lo a ver os benefícios de aplicar menor força, este capítulo sobre resistência está aqui para ajudá-lo a ceder a qualquer força ou conflito que se coloque no seu caminho.

Como você talvez saiba, todos os grandes atletas sofrem baixas repentinas; não se pode evitá-las. Entretanto, caso se tente resistir, ou mandá-las embora, provoca-se tensão e pressão extremas, o que piora a situação e aumenta a duração de seu domínio. Pode-se sentir crescer a frustração de um atleta quando ele insiste em forçar o arremesso, o lançamento, a braçada, o golpe. Para mudar as coisas, é preciso descontrair-se e ceder. Se você oferece resistência, o declínio continuará. Quando uma atleta americana de lacrosse estava tendo dificuldade para encontrar a meta, aconselharam-na a deixar que o jogo fosse até ela. Ela precisava prestar atenção no andamento do jogo e ajustar-se ao seu fluxo; assim, ela teria mais chance de marcar pontos. No jogo seguinte, ela deixou que a partida evoluísse por si mesma, acompanhando-lhe o fluxo, e marcou o gol da vitória, faltando quatro minutos para o final. Ela aprendera a lição de prestar atenção ao fluxo e ceder ao seu poder.

Esportes e exercícios podem ensinar-lhe valiosas lições interiores sobre o poder de ceder e não forçar. Se você sente que está resistindo aos acontecimentos, ou forçando-os, siga o Tao e seja flexível; considere a possibilidade de se adaptar ao que vier, mesmo se for contrário aos seus desejos, e você terá mais paz e calma. Por exemplo, digamos que você seja um arqueiro, ou um jogador de golfe. Preste atenção à natureza, levando o fator vento em consideração ao fazer a pontaria. Lutar ou resistir contra a natureza não faz sentido; produz agitação e derrota pessoal. Ficar transtornado com o que está acontecendo é lançar lenha na fornalha da ira e da frustração. Se você pratica *mountain bike*, talvez possa tentar ceder à subida da colina, em vez de tentar lutar contra ela ou conquistá-la. No meio de um jogo de basquete, talvez seja melhor você deixar as coisas acontecerem naturalmente; observe o fluxo da partida e deixe o jogo vir até você, em vez de tentar forçar cada simples aspecto dele. Tentar "fazer as coisas acontecerem" produz tensão e *stress*. Ceder a uma força e manifestar a sua presença fará com que você se sinta mais descontraído e à vontade. Quando ficar zangado com um oponente, com o juiz ou com uma situação além do seu controle, saiba que está se derrotando a si mesmo quando perde a paciência e explode, quando perde o seu "Tai Ji", por assim dizer. A força sempre produz uma força contrária. Recuse-se a enfrentar uma força de frente. Não há necessidade de ter mais força do que o oponente, quando você pode ser mais esperto do que ele.

Com atividades físicas, você pode aprender os benefícios espirituais de ceder quando está suscetível a ferimentos. Como tudo o mais nesta vida, se você resiste, a coisa persiste. Quando você se machuca praticando esportes ou fazendo exercícios, veja nisso uma oportunidade de se expandir espiritualmente, já que o ferimento lhe dá tempo de refletir a respeito do seu treinamento ou da sua vida. Talvez algo não esteja bem; ceda, aceitando e aprendendo com a situação. Sugerimos que, durante esse tempo de ócio, você vá para dentro de si mesmo e reavalie o que está fazendo e como está fazendo. Talvez você esteja treinando demais, sem fazer os requeridos períodos de descanso. Se está cansado, em vez de lutar ou ficar tenso — ceda. Reconheça que isso é um passo necessário na exploração do seu potencial ilimitado, uma resposta natural ao esforço. Fazendo assim, você se descontrairá e atuará em níveis mais elevados.

Acontece o mesmo em todos os aspectos da vida. Algumas vezes, os acontecimentos e circunstâncias são contrários aos nossos planos e desejos, o que causa um conflito interior. A maioria dos conflitos pode ser resolvida adotando-se a qualidade iminente do ceder. Tente criar padrões flexíveis de comportamento e submeta-se a mudanças e forças súbitas que surgem sem aviso. O tempo, por exemplo, pode arruinar seus planos de fazer um piquenique. Se você luta contra o fluxo da natureza, vai encontrar dor e batalha interior. Talvez você esteja no meio de um confronto verbal; em vez de insistir na sua opinião, de vencer a discussão ou sobrepujar alguém, simplesmente ceda e escute. Reconheça a outra pessoa, dê-lhe valor e peça-lhe que faça o mesmo com você. Todos os conflitos da vida podem ser resolvidos dobrando-se, amalgamando-se e não resistindo. Quando você escolhe suas batalhas, em geral você ganha a guerra. Como o Tao, seja como a água e flua pelas mãos dos que tentam agarrá-lo. O *Tao Te Ching* lembra-nos de que nada neste mundo cede mais do que a água.

Use os seguintes exercícios que o ajudarão a cultivar a persistência. Lembre-se, também, de que você precisa preceder seus exercícios ou atividades esportivas diárias de uma sessão de dez minutos de visualização e respiração na Mente Tao, a fim de se descontrair e se concentrar em como gostaria de atuar no seu regime de exercícios.

A. OBSERVAÇÃO DA RESPIRAÇÃO

Outra vez, no descontraído estado da Mente Tao, com os olhos fechados:

- Inspire devagar pelo nariz e observe, com os olhos fechados, a "nuvem branca" encher completamente seus pulmões.

- Suspenda a respiração por alguns segundos (de três a cinco) e observe o ar limpo indo para todas as extremidades do seu corpo.

- Expire e observe a "nuvem enfumaçada e sem oxigênio" saindo pelo nariz como dióxido de carbono. Veja-a dissolver-se e desaparecer.

- Suspenda a respiração por alguns segundos (de três a cinco) e imagine o vazio em seus pulmões.

- Repita esse processo de observar a respiração umas dez vezes ou mais e note a calma descontração que toma conta de você.

B. VISUALIZAÇÃO

Outra vez, no descontraído estado da Mente Tao, com os olhos fechados:

- *Imagine-se* ficando cansado durante um acontecimento.
- *Sinta* que suas pernas e braços estão ficando pesados e que você começa a perder a confiança.
- *Veja* a fadiga como uma "amiga" que o visita quando você ultrapassa os limites.
- *Ceda* a ela, dizendo a si mesmo que está bem ficar cansado; que é natural.
- *Sinta* como está ficando energizado.
- *Veja* seus músculos se tornarem como água, mais fluidos.
- *Sinta-se* entusiasmado por terminar a prova cansado, mas, ainda assim, forte e de bom humor.

C. AFIRMAÇÕES

Lembre-se de que o que segue são exemplos de afirmações que reforçam as lições do Tao a serem aprendidas. Nas linhas em branco, crie algumas afirmações que sejam pessoais e relevantes à sua jornada. Faça experiências, e divirta-se ao fazê-lo; use bem os cartões do fichário, colocando suas afirmações em vários lugares. Recite-as também para si mesmo durante a visualização, e visualize o que as palavras na verdade querem dizer.

Quando cedo e concedo, tenho mais forças.

Sem tentar resistir, posso ser suave, flexível e poderoso.

Divirto-me mais seguindo o fluxo das coisas.

Uma adaptação rápida a forças e mudanças imprevisíveis é um sinal de verdadeira força e grandeza.

_____

_____

_____

D. APLICAÇÃO DA SABEDORIA ANTIGA

Utilize a seguinte mudança pragmática de atitude para ajudar você a reestruturar sua visão conceitual do mundo à sua volta:

> *A água e o vento são exemplos perfeitos da arte de ceder. Confie na capacidade de adaptação do Feng Liu do seu próprio corpo. Encontre seu eixo central, e aprenda a sair do alcance de qualquer resistência ou ataque. Ceda para acomodar todas as forças, para contornar obstáculos. Levante-se e aja como se estivesse sendo jogado de um lado para outro por forças além do seu controle, e comece a responder a essas forças como o vento e a água. Dance em ondas como uma bola de praia e balance ao vento como os ramos do salgueiro. Aprenda a suportar o peso como se fosse um bambu. Agora você está dançando o Tai Ji!*

O Poder da Modéstia

Você já notou como pessoas inseguras têm um forte desejo de se promover? Muitos de nós sentem a necessidade de estar constantemente provando o nosso valor, para nós mesmos e para os outros. Essa necessidade é extremamente prejudicial ao bem-estar espiritual e cria batalhas e lutas interiores que poderiam ser facilmente remediadas com uma atitude de despretensiosa modéstia.

O *Tao Te Ching* conta-nos como uma modéstia sincera convida ao contato com os outros. Uma postura de humildade, modéstia e respeito genuínos traz bênçãos de todos os lados. A sabedoria antiga nos encoraja fortemente a manter o jade e os tesouros guardados de maneira sutil dentro do peito.

Quando você participa de atividades atléticas ou de boa forma, há sempre o perigo de ficar envolvido consigo mesmo, enamorado da sua capacidade e da condição do seu corpo. A oportunidade de mostrar o que você tem, de vangloriar-se e fazer grandes afirmações é muito grande. De acordo com a sabedoria antiga, quanto mais você tenta parecer bem aos outros, mais se separa do seu próprio coração; o comportamento muito egocêntrico acaba criando um profundo conflito com a sua auto-estima. Você começa a perder a confiança, a viver de acordo com o seu nível de dúvida pessoal e a alimentar a fornalha furiosa do medo, os quais produzem um vazio espiritual e criam um empecilho à sua atuação. A necessidade constante de manter essas ilusões centralizadas em você mesmo produz uma ansiedade e tensão inibidoras, e um conseqüente gasto inútil de energia. Parece que, quanto mais você tenta parecer brilhante em tudo o que faz, mais inibe o livre fluxo de sua própria grandeza.

O exemplo perfeito de um atleta envolvido consigo mesmo foi um homem da Califórnia, nacionalmente aclamado como maratonista na categoria dos acima de 40 anos. Incrivelmente talentoso, possuidor de tudo o que é necessário para ser o número um, ele fracassou, e seu ego se tornou o seu maior oponente, o seu algoz mais horrível. A gabação que fazia a respeito de suas habilidades e grandeza, junto com um criticismo exacerbado contra seus oponentes, fechou a circulação de seu coração; a ansiedade, a tensão e a pressão roubaram sua energia e seu espírito. Imagine só o fardo que ele carregava, sempre tendo de estar ligado, defendendo e vivendo de acordo com sua imagem engrandecida pelo ego. A ironia é que, se esse atleta tivesse escondido suas vantagens, teria não somente ficado mais descontraído, mas teria pego os demais de surpresa, mostrando suas qualidades e sua habilidade de se lançar com tanta velocidade. O Tao afirma especificamente que, sem ação, há vantagem; não se comporte como uma estrela e você se tornará uma. Não se engrandeça pela sua força e fique forte.

Quando você começa a se sentir inclinado a ficar absorto em si mesmo, veja isso como uma chance de ficar mais em forma interiormente. Sinta a leveza de ser modesto, ao fazer uma mudança assim na sua consciência espiritual. Por exemplo, você pode dizer a si mesmo que uma aproximação mais modesta produzirá, com o tempo, uma maior percepção interior, maior sucesso e menor embaraço. Ser humilde fará com que as outras pessoas se sintam mais próximas a você; elas lhe darão apoio. A auto-iluminação é um padrão destrutivo, utilizado por atletas que pensam que promover a si mesmos é a maneira de conquistar reconhecimento. De um modo paradoxal, um coração humilde é o caminho para a honra e a glória.

Ser humilde e não fazer alarde de sua atuação ajudará também a afastar uma intimidação desnecessária, feita por aqueles que talvez queiram provar que você está errado e fazer com que você pareça ridículo à luz da sua vanglória. Por exemplo, um comportamento ofensivo em esportes como futebol ou basquete incita a raiva e a paixão de seus oponentes, os quais, quando chega a hora, vão se assegurar de "ensinar a você uma lição". Um exemplo excelente disso foi o jogo do campeonato de 1992, nas finais masculinas de basquete da NCAA, entre Michigan e Duke. O "Fab Five", como eram chamados, da Universidade de Michigan, estavam querendo se vingar da perda contra os Blue Devils que haviam sofrido no início da temporada. Antes do jogo, eles começaram a insultar os Dukes, dizendo: "Vamos pegar vocês; é a hora da vingança!" — coisa típica de crianças. Palavras como essas atiçam o fogo, e os Dukes foram em frente, vencendo o campeonato nacional num regabofe de 71 x 51.

Aprender lições de humildade e modéstia farão com que você se torne uma pessoa melhor em todos os aspectos da vida. De acordo com o Tao, uma vez mais, seja tudo o que você recebeu, mas aja como se não tivesse recebido nada. Você não precisa fazer todo mundo saber da sua grandeza. Se você realmente parar para pensar, perceberá que as pessoas não ficam à vontade com aqueles que se gabam ou se vangloriam. Você já notou como uma divulgação não solicitada de suas realizações, façanhas ou vantagens tende a ser, de certa forma, ofensiva, fazendo as pessoas ficarem contra você? Por outro lado, se elas parecem curiosas, você não deveria hesitar em responder às suas perguntas e dar-lhes as informações sobre si mesmo que poderiam levar a conversa em frente. Busque oportunidades para sinceramente afirmar-se a si mesmo, bem como aos outros. Você ganha muito mais quando se relaciona com os outros de maneira modesta, em vez de se centralizar em si mesmo. Fique seguro de exibir o que lhe foi dado e esteja disposto a mostrar um respeito genuíno pelas realizações e a grandeza de outros, dando-lhes sempre o crédito que merecem. O maior poder da modéstia não é apenas o que ela pode fazer por você fisicamente, mas o impacto que pode ter também na sua mente e no seu espírito.

Use os seguintes exercícios que o ajudarão a cultivar o seu talento interior, e a alimentar e reforçar o poder da modéstia. Lembre-se, também, de que você precisa preceder seus exercícios ou atividades esportivas diárias de uma sessão de dez minutos de visualização e respiração na Mente Tao, a fim de se descontrair e se concentrar em como gostaria de atuar em seu regime de exercícios.

A. OBSERVAÇÃO DA RESPIRAÇÃO

Outra vez, no descontraído estado da Mente Tao, com os olhos fechados:

- Inspire devagar pelo nariz e observe, com os olhos fechados, a "nuvem branca" encher completamente seus pulmões.
- Suspenda a respiração por alguns segundos (de três a cinco) e observe o ar limpo indo para todas as extremidades do seu corpo.
- Expire e observe a "nuvem enfumaçada e sem oxigênio" saindo pelo nariz como dióxido de carbono. Veja-a dissolver-se e desaparecer.
- Suspenda a respiração por alguns segundos (de três a cinco) e imagine o vazio em seus pulmões.
- Repita esse processo de observar a respiração umas dez vezes ou mais e note a calma descontração que toma conta de você.

B. VISUALIZAÇÃO

Outra vez, no descontraído estado da Mente Tao, com os olhos fechados:

- *Veja* a si mesmo numa situação social ou num grupo de esportes ou de exercícios.
- *Esqueça-se*, por um momento, de sua aparência ou do que os outros podem pensar de você.
- *Faça* perguntas sobre a vida deles.
- *Encoraje-os* a falar de si mesmos.
- *Escolha* algo que você admire numa dessas pessoas, e faça-lhe um cumprimento, reafirmando a sua admiração.
- *Sinta* a alegria de ver a reação delas ao que você lhes deu.
- *Ouça* os outros começando a retribuir seus elogios cheios de carinho.

C. AFIRMAÇÕES

Lembre-se de que o que segue são exemplos de afirmações que reforçam as lições do Tao a serem aprendidas. Nas linhas em branco, crie algumas afirmações que sejam pessoais e relevantes à sua jornada. Faça experiências, e divirta-se ao fazê-lo; use bem os cartões do fichário, colocando suas afirmações em vários lugares. Recite-as também para si mesmo durante a visualização, e visualize o que as palavras na verdade querem dizer.

A vida é muito mais fácil quando eu não tenho de viver de acordo com grandes expectativas.

Vejo o meu eu especial refletido nos outros, quando vejo primeiro a eles.

Não preciso me inflar: ser quem eu sou já é voar.

_____

_____

_____

D. APLICAÇÃO DA SABEDORIA ANTIGA

Use a seguinte mudança pragmática de atitude para ajudar você a reestruturar a visão conceitual que você tem do mundo à sua volta:

> *Observe a postura dos atletas de futebol, de tênis, dos lutadores de sumô, de judô e dos mestres Tai Ji. O verdadeiro poder deles nunca é óbvio no que mostram. Os soldados americanos pareciam gigantes no meio dos diminutos okinawanos durante a Segunda Guerra Mundial. Mas, numa briga entre bêbados, adivinhe quem ganhou a luta? A terra é o símbolo da modéstia que tem fundamento. Fique firme, e sinta-se modesto e enraizado no solo, praticando seu esporte e seus exercícios. Sinta menor necessidade de se vangloriar; ganhe satisfação em reconhecer orgulhosamente que você é como é, vencedor no que quer que faça.*

YOU

ESTÁGIO 5

Um Mergulho no Fluxo da Consciência em Busca de Idéias

**Feliz Vagar
Peixes na Água**

Neste quinto estágio da jornada, você já está pronto para levar o nível de sua percepção interior e a sua boa forma um degrau acima. É aqui que você aprenderá como usar todo o movimento externo, como caminhar, correr, escalar, nadar, caminhar na neve ou qualquer atividade individual atlética e aeróbica, como um meio de aquietar-se, centralizar sua energia, refletir, meditar e silenciar a tagarelice e o barulho interior dessa sua vida atarefada, para poder entrar em contato com o seu eu criativo. No nosso acelerado mundo de hoje, parece que não se pode escapar de bípers, correio de voz, *e-mail*, computadores, faxes, celulares, secretária eletrônica e comunicação *on-line*. Você não consegue fugir de todo o estímulo que deprecia a sua capacidade de estar em contato com o seu profundo senso intuitivo. Uma ciclista estava descendo por uma colina bem inclinada na sua *mountain bike*, para sentir a emoção e a serena beleza da paisagem. Ela ouviu o que achava ser o canto de um pássaro desconhecido — bip, bip, bip. Assim pensou ela! Na realidade, era o bíper do seu companheiro ciclista, com a ligação de um cliente perguntando algo que, pensando bem, poderia ter esperado. Durante os quinze minutos seguintes, ela pôde ver que ele estava distraído devido à ligação, imaginando se era importante e se deveria parar a corrida. Da perspectiva dela, a corrida já havia parado, ainda que eles continuassem na frente.

Os poetas, os filósofos, os cientistas e os naturalistas sempre souberam que as melhores idéias, pensamentos e criações vêm a nós mais facilmente na solidão, seja parado ou movimentando-se. Thoreau, Nietzsche, Platão, Einstein, Wordsworth e Lao Tzu passearam por bosques e colinas, buscando clareza mental, "fluxos de consciência", novos pensamentos e epifanias originais que pudessem reabastecer a alma e sustentar a imaginação, para iluminar o trabalho e a vida como um todo.

Quando damos início a um programa de esportes ou de exercícios, fazemos isso por limitadas razões. Até este ponto, nesta jornada, tudo isso mudou. Nosso alvo se expandiu gradualmente e o efeito global de nossa vida física está se tornando ainda mais óbvio. Neste ponto, você descobrirá como o fato de passar um tempo sozinho e em movimento abre as comportas para o fluxo inundante de seus fluidos criativos. Nesse estado de solidão, que é um dos valores mais preciosos da vida física, novas idéias começam a encher o rio da sua consciência, quando você se volta para dentro de si mesmo.

Quando você fica em silêncio durante sua atividade física, tem a chance de sentir o que chamamos de "quietude em movimento", um estado meditativo de sonho, com breves momentos de quietude, enquanto se movimenta pelo terreno. Assim como um lago turvo torna-se límpido quando não está agitado, a mente, cheia de entulho emocional, fica límpida com esse período de devaneio ou de quietude interior. É um estado espiritual tranqüilo, um ambiente interior onde os pensamentos reprimidos começam a vir à tona, visões começam a florescer e onde ocorre uma união com a beleza da natureza.

Durante esse estágio, pedimos que você comece, de modo ativo, a sincronizar a mente interior e intuitiva com o corpo em movimento. A visualização usada em todo este livro, como a esta altura você já sabe, é um importante aspecto do aparecimento da satisfação nos exercícios. Combinar a visualização com os movimentos permite que você fique consciente do dinâmico potencial de crescimento que jaz dentro e além dos limites da competição. A prática de exercícios oferece uma chance natural para uma curta hibernação e quietude, uma sensação de paz e meditação, uma fuga do barulho da era eletrônica. Como o urso que silenciosamente mergulha na corrente da montanha, nadando e esperando com paciência a chegada do seu jantar, você pode começar a usar o seu tempo fazendo exercícios como uma oportunidade de dar umas braçadas na corrente da sua consciência. Você pode usar essas horas de meditação para cristalizar seus pensamentos, tomar decisões, resolver problemas e até mesmo para encontrar respostas a questões profundas e desafiadoras. Esta fase da jornada o incentiva a dar um passo atrás, a sair da sua rotina de vida e a se movimentar num ambiente quieto e seguro, sozinho ou acompanhado, deixando que o frescor do dia o ajude a encontrar a sua inspiração sagrada e a sua paisagem pessoal. Lembre-se de que ninguém além de você mesmo, por mais sagaz que seja, pode planejar sua existência pessoal.

Em outros capítulos deste estágio, você ficará mais perito trabalhando com os ciclos de mutação, como o nascer da lua e o pôr-do-sol. "A Arte de Sentir o Jogo" ajudará você a entender melhor a inteligência inata do corpo pensante, e permitirá que a mente dançante siga o que esse corpo já conhece como verdade. No mundo complexo dos esportes e dos exercícios, com todos os seus dados científicos e técnicos, você talvez queira compreender por que, como diz o título, é preciso que você "Mantenha a Simplicidade". "Coloque Suas Palavras em Ação" incita-o a exibir, nos exercícios e na vida, o Tao da boa forma interior, enquanto que "Coopere com os Ritmos Naturais" fala a respeito do ato espiritual de retornar à sua verdadeira natureza, ao modo como você deveria ser.

Agora você está pronto a aprender como o esforço físico ajuda a abrir caminhos para o seu eu criativo mais íntimo e para sentir o êxtase de estar inteiramente vivo. Durante as horas em que se exercita, quando o seu mundo não tem distrações, quando a sua mente está quieta e tudo pára, aproveite para se concentrar no que é importante para você e decidir o que deseja fazer a respeito. É aqui que você tem a chance de encontrar respostas para as mais importantes questões espirituais da vida: Quem sou eu? Para onde estou indo? E com quem? E, finalmente, a maior "pergunta não respondida": O que significa tudo isso? As respostas virão das profundezas da alma multidimensional.

Quietude em Movimento

Como você já sabe a esta altura, o Tao é o Caminho do Rio. A água é a imagem universal usada pelos taoístas para transmitir lições e verdades. Por exemplo, você não pode ver a sua imagem na água corrente, mas, quando ela está calma, um retrato lindamente claro e bem-definido aparece. Como acontece com a água, desenvolver entendimento e clareza sobre o que está acontecendo com você nos esportes, nos exercícios e em outros aspectos da vida requer quietude interior, para que seja possível ler e contemplar os ritmos e ciclos naturais da sua jornada, como as coisas se desenvolvem, crescem e mudam.

Os símbolos da caligrafia chinesa para quietude interior representam a paz interior obtida quando se está à vontade, com o eu aberto e receptivo, e com a calma e a clareza que sentimos com a ausência de conflitos.

Você pode atingir esse calmo estado de paz e reflexão concentrando-se no que chamamos de "quietude em movimento", a criação de um elo entre o movimento físico e o estado de meditação. Isso pode ser melhor ilustrado com a metáfora dos monges taoístas que caminham lentamente em grandes círculos, com suas túnicas praticamente imóveis a cada passo, enquanto meditam por longos períodos de tempo. Já que tudo ao nosso redor, até o nível das células, está em constante movimento, na verdade é mais natural meditar em movimento do que sentar-se na posição de lótus durante horas. Talvez você já tenha reparado como o movimento tende a relaxar o corpo e abrir caminho para o eu espiritual e emocional. Os exercícios aeróbicos também estimulam uma conexão mais próxima com o universo, forçando a liberação de opiáceos, das endorfinas, que produzem uma mudança de consciência, tornando-o mais receptivo ao profundo pensamento contemplativo e a uma sensação geral de bem-estar.

QUIETUDE EM MOVIMENTO

A quietude interior é um subproduto natural do movimento físico nos exercícios, especialmente nas caminhadas, escaladas, corridas, na natação, no ciclismo, na patinação, na caminhada no gelo ou na esquiagem que se pratica na Europa setentrional. Esse tipo de exercício de meditação tornou-se muito popular, visto que existe uma profunda necessidade, neste nosso mundo, de quietude, saúde mental e tranqüilidade, para nos ajudar a refletir a respeito do grande jogo da vida.

Para ajudá-lo a seguir em frente com tranqüilidade em movimento, comece cada experiência física observando, por alguns minutos, a respiração, visualizando o que quer fazer fisicamente, e leve esse estado de quietude para o seu exercício. Permaneça no momento e em sintonia com seu passo, ritmo, forma, pensamentos, sentimentos e preocupações espirituais. Comece pensando sobre a sua atuação competitiva e de treinamento. Note o que pode aprender a respeito de si mesmo com essa tranqüilidade. Por exemplo, um atleta extremamente talentoso ficava desanimado e desencorajado com uma constante má atuação. Quando lhe pediram que refletisse a respeito de sua vida, ele não conseguiu pensar em nada. Seu treinador lhe disse que fosse correr e meditar. Quando começou a correr, ele foi se dando conta de quanto seu treinamento tinha sido vacilante, por causa das exigências do seu trabalho. Ele não dormia bem há semanas, devido ao *stress* de comprar uma casa, e havia recentemente se recuperado de uma crise respiratória. Num estado de reflexão, de meditação, ele se deu conta de que sua atuação estava relacionada com essas circunstâncias perturbadoras, e não com a sua habilidade atlética; isso foi uma verdadeira alegria.

Passar algum tempo contemplando os ritmos e ciclos naturais da vida só pode contribuir para a sua boa forma interior. Em vez de ver as lindas flores pela janela de um trem em movimento, vá mais devagar e use seus movimentos como uma oportunidade de descobrir esses sagrados aspectos da sua existência cotidiana. Proponha questões (o "questionamento" da vida) que o levem ao caminho da autodescoberta. Por que eu me exercito, na verdade? Quais são as dez coisas que faço e que me deixam realmente feliz? Planeje fazê-las todos os dias. Tente compreender o que os seus reveses e fracassos, no exercício e na vida, estão querendo lhe mostrar. Como você está se sentindo emocional, física, espiritual e mentalmente? Por quê?

Você precisa *parar, olhar* (para dentro) *e ouvir* o que está acontecendo; você merece um descanso e um intervalo nesse cavalgar pela vida. A tranqüilidade em movimento ajuda-o a crescer, a prosperar, a florescer e a reivindicar o seu destino; a vida é uma constante vigília. Sua vida física é uma linha direta com o seu eu interior.

Use os seguintes exercícios que ajudarão sua tranqüilidade em movimento. Lembre-se, também, de que você precisa preceder seus exercícios ou atividades esportivas diárias de uma sessão de dez minutos de visualização e respiração na Mente Tao, a fim de se descontrair e se concentrar em como gostaria de atuar em seu regime de exercícios.

A. OBSERVAÇÃO DA RESPIRAÇÃO

Outra vez, no descontraído estado da Mente Tao, com os olhos fechados:

- Inspire devagar pelo nariz e observe, com os olhos fechados, a "nuvem branca" encher completamente seus pulmões.
- Suspenda a respiração por alguns segundos (de três a cinco) e observe o ar limpo indo para todas as extremidades do seu corpo.
- Expire e observe a "nuvem enfumaçada e sem oxigênio" saindo pelo nariz como dióxido de carbono. Veja-a dissolver-se e desaparecer.
- Suspenda a respiração por alguns segundos (de três a cinco) e imagine o vazio em seus pulmões.
- Repita esse processo de observar a respiração umas dez vezes ou mais e note a calma descontração que toma conta de você.

B. VISUALIZAÇÃO

Outra vez, no descontraído estado da Mente Tao, com os olhos fechados:

- *Veja* a si mesmo em movimento, usando o exercício de sua escolha.
- *Sinta-se* relaxado, leve e deslizando sem esforço.
- *Concentre-se* nos aspectos precisos do seu movimento, no seu biomecanismo.
- *Pense*, ao se movimentar, em alguma questão importante da sua vida.
- *Ouça* a sua voz interior dando-lhe importantes informações necessárias para você.
- *Sinta-se* entrando em contato com o seu eu mais profundo e espiritual.

C. AFIRMAÇÕES

Lembre-se de que o que segue são exemplos de afirmações que reforçam as lições do Tao a serem aprendidas. Nas linhas em branco, crie algumas afirmações que sejam pessoais e relevantes à sua jornada. Faça experiências, e divirta-se ao fazê-lo; use bem os cartões do fichário, colocando suas afirmações em vários lugares. Recite-as também para si mesmo durante a visualização, e visualize o que as palavras na verdade querem dizer.

Sinto tranqüilidade por dentro, quando me movimento criativamente por fora.

Minha quietude põe em movimento a libertação de minhas agitações.

Sinto-me calmo e centralizado, quando me movimento do modo Tai Ji.

_____

_____

_____

D. APLICAÇÃO DA SABEDORIA ANTIGA

Use a seguinte mudança pragmática de atitude para ajudar você a reestruturar a visão conceitual que você tem do mundo à sua volta:

> *O símbolo chinês do ouro é uma metáfora perfeita da quietude interior, mas cheia de fogo por dentro, e da energia em movimento. Crie um espírito elevado com a imagem do teto de uma imponente catedral, levantando os braços para abrir o céu acima da sua cabeça, para sentir a luz descer, brilhando, sobre todo o seu corpo. Concentre-se no feixe de energia Qi que entra direto pela sua espinha dorsal. Imagine a sua coroa como um vitral rosáceo, através do qual filtra-se um espectro de luz das cores do arco-íris, vindo do céu, preenchendo cada fresta e cada poro de todo o ser, revitalizando você com o fluxo do Qi. Abra os braços e o peito, e inspire o calor humano e a amorosa boa vontade. Responda transpirando o seu próprio bem-estar. Agora, feche os olhos e lance-se para dentro do seu estômago, a fim de sentir o FOGO da vida queimando. Desfrute o calor e a beleza dessa chama, acomodando-se suavemente na sua posição. Deixe que a terra abaixo de seus pés o receba e sustente, dando-lhe um santuário seguro para esse momento de descanso.*

Nascer da Lua, Pôr-do-Sol

Observe os ciclos mutantes da vida. Dê as boas-vindas e respeite essas mudanças, diz o *Tao Te Ching*. Quando as mutações do universo terminarem, seguir-se-ão transformações. Ao continuar a reciclagem, elas atingem a vida eterna. De acordo com o Tao, nada é estático; cada fim é um novo começo.

Nada pode ser mais certo, nesta nossa jornada aos domínios da boa forma física e interior, do que os inevitáveis ciclos da mutação. Prestar atenção a esses ciclos naturais do Tao, e trabalhar com eles, produz sucesso; trabalhe contra eles, e você criará um desequilíbrio na natureza. A mitológica fênix desce às cinzas e logo se levanta, exprimindo exuberância de vida. Ao atingir o topo de nossa vitalidade, começamos a decair. O fogo se inflama mas se apaga; os mares são turbulentos e depois se acalmam; quando o sol atinge o zênite, começa a descida ao seu nadir; a lua sobe, o sol se põe; você vence, você perde; você está entusiasmado, depois está deprimido; você está quente, depois não está mais. Quando algo atinge o seu limite, muda para seu oposto.

Também a sua atuação nos esportes e nos exercícios terá seus ciclos. Ninguém consegue fugir das flutuações periódicas da vida física. Usando as reflexões do capítulo anterior, "Quietude em Movimento", você se tornará mais astuto na previsão e compreensão dessas configurações naturais. Quando elas surgirem, não lutará contra o inevitável, ficará menos ansioso e frustrado e, ao fazer isso, ficará mais descansado e se aproveitará dessas mudanças de atuação. A aceitação de sua parte em relação a essas épocas é um pulo gigantesco no caminho da boa forma interior.

Quando ocorrem ciclos no seu programa físico, em vez de lutar contra eles, use as seguintes mutações da Mente Tao para sentir-se emocional e espiritualmente melhor: saiba que a impermanência está aqui para ficar. Pergunte a qualquer um que tenha estado envolvido com esportes e exercícios. Se você se recusar a aceitar essa lei da natureza, sentirá tensão, ansiedade e perturbação interior. Quando entender a verdade sobre começo e fim, não ficará deprimido quando se sentir "por baixo". Observe os ciclos naturais na sua rotina de treinamento e exercícios, planeje a sua chegada e faça os ajustes necessários. Por exemplo, observe como você tem ciclos específicos todos os dias; primeiro a sua energia está alta (Yang), depois baixa (Yin), quando diminui o ritmo e descansa. Quando você ficar consciente de seus próprios ciclos, será capaz de planejar com sucesso sua atividade física. Se estiver completamente cansado pela manhã, não lute contra isso; faça seus exercícios à tarde ou à noite.

Como atleta, você terá temporadas (ciclos) durante o ano. Por exemplo, se é um triatleta, corredor ou ciclista, pode contar com pelo menos dois pontos altos por ano; aceite esse fato e planeje diminuir seu treinamento nos intervalos, em vez de abrir caminho à força durante o período de baixa. Se planejar direito, seus períodos de descanso se tornarão épocas de recarga, de armazenamento de recursos interiores e de entusiasmo com a perspectiva de entrar na arena física outra vez. Tudo isso requer confiança no processo natural, assim como também em si mesmo.

Os ciclos também prevalecem nos esportes de equipe; ganham-se campeonatos, depois perde-se a coroa. Saber que isso acontece ajuda você a aceitar (não estamos pedindo que você goste disso) o inevitável quando isso acontecer.

Observar esses ciclos nos esportes e nos exercícios, e depois aplicar o que já aprendeu a outros aspectos da vida, pode poupar-lhe muita tensão e ansiedade. A aceitação do modo da natureza é a essência do Tao, do Caminho do Rio. Você fica muito mais em forma espiritualmente quando flui, como um rio, com as mudanças da sua paisagem emocional.

Por exemplo, talvez você queira respeitar esses ciclos de energia da vida em relação a ser produtivo no trabalho ou a estudar para um teste. Quando os ciclos se repetem, faça a pausa necessária, e relaxe. Se você rompe a lei natural de diminuição de rendimentos, pagará o preço emocional. Em vez de se forçar a continuar trabalhando, pare e dê uma caminhada, faça um lanche, chame um amigo ou faça o que puder para mudar a energia.

Observe os padrões cíclicos em outros aspectos da sua vida. Você cozinha, cuida do jardim, limpa, recicla vidro, papel e latas de alumínio? Eis aí o trabalho de uma verdadeira natureza zen, quando você aceita a idéia de que as coisas nunca se completam. A alegria está tanto em começar quanto em terminar, só para reciclar e começar de novo. Quando você realmente contempla a situação, a vida inteira é um grande ciclo, e essa idéia estimula uma busca espiritual por si só. A vida é um pêndulo sagrado, um processo de vai-e-vem que nunca termina, constantemente se reciclando, ganhando forças eternas no fazê-lo.

Caso você falhe, perca, faça uma confusão, tenha sucesso, triunfe ou atue bem, tenha a certeza de que sempre tudo passa e muda. Sinta a alegria, mas saiba que a vitória é efêmera; sinta o sofrimento, mas dê-se conta de que o revés também passará. Lembre-se de que a hora mais escura é sempre antes do amanhecer.

Use os seguintes exercícios que o ajudarão a cultivar seu talento interior, e a alimentar e reforçar os ciclos sempre em mutação da vida. Lembre-se, também, de que você precisa preceder seus exercícios ou atividades esportivas diárias de uma sessão de dez minutos de visualização e respiração na Mente Tao, para se descontrair e se concentrar no modo como você gostaria de agir no seu regime de exercícios.

A. OBSERVAÇÃO DA RESPIRAÇÃO

Outra vez, no descontraído estado da Mente Tao, com os olhos fechados:

- Inspire devagar pelo nariz e observe, com os olhos fechados, a "nuvem branca" encher completamente seus pulmões.

- Suspenda a respiração por alguns segundos (de três a cinco) e observe o ar limpo indo para todas as extremidades do seu corpo.

- Expire e observe a "nuvem enfumaçada e sem oxigênio" saindo pelo nariz como dióxido de carbono. Veja-a dissolver-se e desaparecer.

- Suspenda a respiração por alguns segundos (de três a cinco) e imagine o vazio em seus pulmões.

- Repita esse processo de observar a respiração umas dez vezes ou mais e note a calma descontração que toma conta de você.

B. VISUALIZAÇÃO

Outra vez, no descontraído estado da Mente Tao, com os olhos fechados:

- *Imagine-se* nadando no oceano, perto da praia, com segurança.
- *Sinta-se* subindo e descendo com o movimento das ondas.

- *Desfrute* a queda do alto das ondas que passam.
- *Sinta* a ascensão inevitável da próxima onda.
- *Grite* em êxtase quando a gravidade o puxa para baixo, como uma enorme montanha-russa.
- *Procure* algum ciclo natural na sua vida; por exemplo, energizado e depois cansado.
- *Misture-se* com esse ciclo e aceite-o ao fazê-lo.
- *Sinta* a sua atuação sofrer um declínio, ceda a ele, e, depois de descansar um pouco,
- *Sinta* a força e a energia voltarem para você.

C. AFIRMAÇÕES

Lembre-se de que o que segue são exemplos de afirmações que reforçam as lições do Tao a serem aprendidas. Nas linhas em branco, crie algumas afirmações que sejam pessoais e relevantes à sua jornada. Faça experiências, e divirta-se ao fazê-lo; use bem os cartões do fichário, colocando suas afirmações em vários lugares. Recite-as também para si mesmo durante a visualização, e visualizando o que as palavras na verdade querem dizer.

Quando as mudanças chegarem, estarei pronto para elas.

Ouço e coopero com as vozes transformadoras da natureza.

Aceito a verdade do transitório; o que vai, volta.

_____

_____

_____

D. APLICAÇÃO DA SABEDORIA ANTIGA

Use a seguinte mudança pragmática de atitude para ajudar você a reestruturar a visão conceitual que você tem do mundo à sua volta:

> *I é o conceito taoísta clássico do I Ching, e significa mudança e transformação. Com a alternância das quatro estações e das cinco forças que movem a natureza (Fogo, Água, Madeira, Metal, Terra), tudo flui. O mesmo ocorre com nosso nível de energia durante os exercícios.*

Entre em contato com o ritmo interior do seu corpo e do seu espírito. Receba as mudanças e aproveite as energias em mutação durante o dia, o mês, o ano. Reserve algum tempo antes de cada sessão de exercício para improvisar alguns movimentos do Tai Ji. Movendo o braço acima da cabeça, visualize o sol se levantando no Oriente e se pondo no Ocidente. Observe como a lua o segue, aparecendo no céu. Estenda sua visão para a frente e esquadrinhe tudo à sua volta, examinando o panorama em círculo. Observe cada detalhe da variação de luz e da sombra mudando sua perspectiva. Primeiramente, projete sua energia para fora; depois, volte-a para dentro. Observe e sinta todas as mudanças e transformações que acontecem em você mesmo. Agradeça por estar completamente vivo neste momento, jogando ou se exercitando.

A Arte da Percepção do Jogo

Alguns de nós têm isso, outros podem tê-lo, se lhes derem tempo e o desejo de desenvolvê-lo. Todo mundo comenta como é bom ver o jovem mestre Tiger Woods dançar no circuito de golfe, fazendo instintivamente a coisa certa na hora certa. Ele não está apenas jogando golfe; ele *é* o golfe. Ele é o que os mestres zen chamam de iluminado; tem a habilidade de ver o que está bem na sua frente, sem precisar analisar a situação, fazendo o que é certo sem nem precisar pensar a respeito. De acordo com o Guerreiro Samurai, seu conhecimento e sua ação são uma coisa só. Isso se chama "percepção do jogo", a arte de ser capaz de ver coisas que de imediato não são evidentes para a maioria das outras pessoas. Essa percepção do jogo acontece quando a sua mente pára de pensar e o seu corpo assume o comando, utilizando seu intelecto inato. Chama-se este fenômeno de o corpo que pensa e a mente que dança. Para Woods, seu conhecimento técnico e suas proezas físicas eram apenas parte da causa do seu sucesso de bater recordes no prestigiado Campeonato PGA de Mestres. Parecia que ele transcendia qualquer técnica e poder, e dava ouvidos a um sexto sentido, o eu instintivo.

Os símbolos da caligrafia chinesa para a instintividade de Woods descrevem uma entrada direta no centro exato da consciência, com todos os sentidos instintivos abertos e focalizados para despertar a sabedoria do conhecimento interior. O *Tao Te Ching* ensina que, quando você segue o coração, o instinto fica instantaneamente desperto, mais eficiente e capaz de entender situações e de reagir rápida e decisivamente. Evite o excesso de pensamentos, já que a análise, muitas vezes, representa paralisia.

Nos esportes e nos exercícios, inúmeras oportunidades lhe são dadas de testar os instintos. Em vez de pensar em como fazê-lo, apenas — *faça-o*!

Esse ato requer que você abra mão da necessidade de controlar cada movimento e confie no seu corpo pensante, nos seus impulsos naturais e aonde eles o levam. Preceder a atividade física de um estado da Mente Tao ajuda, ou seja, estar num lugar no qual o seu corpo, a sua mente e o seu espírito estão sintonizados. Por exemplo, antes de descer uma encosta com o esqui, respire profundamente cinco vezes e visualize como o seu corpo estará se movimentando pelo terreno, sem a tagarelice mental de sempre. Veja a si mesmo dançando pelas lombadas e deslize sobre os amplos campos cobertos de neve. Depois de fazer isso, deixe o seu corpo voar, enquanto você se une a ele na corrida. Observe a calma e a facilidade com que você flutua montanha abaixo, quando se recusa a analisar cada movimento.

Treinar diariamente com a Mente Tao, usando a visualização e o relaxamento, vai ajudá-lo a ver e a responder ao que o seu corpo lhe diz para fazer. Suas melhores atuações, aquelas que verdadeiramente se sobressaem, geralmente ocorrem quando você confia e age de acordo com o seu conhecimento interior, com a sabedoria do seu corpo, com o seu instinto.

Com os esportes e o exercício, você começa a ficar à vontade com o seu sexto sentido. Aí está a oportunidade de aprender a crescer interiormente, ouvindo e confiando naquilo que você intuitivamente sabe que é correto. Quando age assim, você encontra inevitavelmente a boa sorte.

Desse modo, você pode continuar desenvolvendo sua confiança, observando cuidadosamente outras pessoas em situações semelhantes. Depois de observar diversos cenários atléticos e de exercícios durante centenas de horas, poderá obter uma riqueza de "experiências" antes mesmo de pisar na arena física. Programe a si mesmo, sem intenção, para responder a uma variedade bem grande de condições de jogo. Desenvolva a "percepção do jogo" observando outros jogando, competindo e fazendo exercícios, e comece a seguir-lhes o seu exemplo. Vídeos como Cybervision estão à disposição, e são modos eficientes de ajudá-lo a desenvolver essa autoconfiança interior.

No jogo da vida, você desenvolveu inconscientemente uma percepção dos padrões e movimentos naturais, dia após dia. Esses dados acumulados são um conhecimento verdadeiro, à sua disposição por meio da confiança. Quando situações familiares se repetem, confie e responda de maneira apropriada com seu instinto, sabendo que não somente a sua ação parecerá correta, mas atingirá bem no alvo, de acordo com a sabedoria do coração.

Use os seguintes exercícios que o ajudarão a cultivar a arte da percepção do jogo. Lembre-se, também, de que você precisa preceder seus exercícios ou atividades esportivas diárias de uma sessão de dez minutos de visualização e respiração na Mente Tao, a fim de se descontrair e se concentrar em como gostaria de atuar em seu regime de exercícios.

A. OBSERVAÇÃO DA RESPIRAÇÃO

Outra vez, no descontraído estado da Mente Tao, com os olhos fechados:

- Inspire devagar pelo nariz e observe, com os olhos fechados, a "nuvem branca" encher completamente seus pulmões.
- Suspenda a respiração por alguns segundos (de três a cinco) e observe o ar limpo indo para todas as extremidades do seu corpo.
- Expire e observe a "nuvem enfumaçada e sem oxigênio" saindo pelo nariz como dióxido de carbono. Veja-a dissolver-se e desaparecer.
- Suspenda a respiração por alguns segundos (de três a cinco) e imagine o vazio em seus pulmões.
- Repita esse processo de observar a respiração umas dez vezes ou mais e note a calma descontração que toma conta de você.

B. VISUALIZAÇÃO

Outra vez, no descontraído estado da Mente Tao, com os olhos fechados:

- *Veja* alguém que você admira nos esportes ou na atividade física.
- *Observe* essa pessoa se movimentar e atuar.
- *Imite* esses movimentos como se fossem seus.
- *Sinta-se* entusiasmado, quando começar a reproduzir automaticamente essas configurações.
- *Veja* a si mesmo sendo extremamente fluido, sem fazer nenhum esforço.
- *Seja* aquilo que você imagina ser — Você já é!

C. AFIRMAÇÕES

Lembre-se de que o que segue são exemplos de afirmações que reforçam as lições do Tao a serem aprendidas. Nas linhas em branco, crie algumas afirmações que sejam pessoais e relevantes à sua jornada. Faça experiências, e divirta-se ao fazê-lo; use bem os cartões do fichário, colocando suas afirmações em vários lugares. Recite-as também para si mesmo durante a visualização, e visualize o que as palavras na verdade querem dizer.

Minha mente está dançando e meu corpo está pensando.

Saio da paralisia e vou além da análise; apenas faço!

Estou desimpedido, aberto e livre para jogar.

___

___

___

D. APLICAÇÃO DA SABEDORIA ANTIGA

Use a seguinte mudança pragmática de atitude para ajudar você a reestruturar a visão conceitual que você tem do mundo à sua volta:

A dança Tai Ji é isso aí! Quando você dança, você não está tentando chegar a um lugar, acabar e ponto final. O jogo é a dança. Coloque sua música favorita e caia na dança. Libere sua mente, coração, músculos e juntas. Levante vôo! Aprenda a começar outra vez, puro como uma criança; desfrute a BRINCADEIRA.

Mantenha a Simplicidade

Simplicidade, de acordo com o Tao, é a grande Virtude Mística, que toca cada aspecto do seu ser interior. Os taoístas muitas vezes referem-se a ela como o Grande Caminho, o caminho sagrado, simples, da mais sutil das leis da natureza: menos é mais. Nesse estágio de sua jornada rumo à percepção mental, seria melhor se você decidisse caminhar por esse grandioso caminho, o caminho da liberdade interior e da pura simplicidade. A metáfora chinesa para simplicidade é alguém entrando, pelo portão de bambu, na clareira aberta e desimpedida de um pátio, para desfrutar o luar celestial.

Quanto mais envolvido você estiver com atletismo e boa forma, maior será a oportunidade de complicar tudo. A sabedoria antiga nos ensina que satisfação e realização estão à espera de todo aquele que permanece simples. Com menos coisas nas quais pensar, há mais liberdade de se focalizar, de se concentrar e relaxar. A maneira simples é o caminho mais tranqüilo, tirando você da tensão e da ansiedade de tentar complicar tudo à sua volta, enquanto lhe dá mais tempo para se concentrar no que é profundamente importante. Quando seu esporte e exercícios físicos ficam muito complexos com o uso de tecnologia, aparelhos e roupas sofisticadas, você corre o risco de se tornar espiritualmente vazio e perder contato com a alegria e com a razão mais profunda e sagrada que você tem de participar.

Dê uma olhada no seu programa de exercícios e esportes. Pense em maneiras de fazer uma mudança séria na busca de um programa mais simplificado. O que é e o que não é essencial? Esse equipamento é realmente necessário? Esses tênis de corrida, caros, realmente vão ajudá-lo a correr mais rápido morro acima? É realmente necessário entrar no carro e dirigir todos os dias por trinta minutos, só para se exercitar numa academia, quando poderia ter os mesmos benefícios levantando peso em casa, usando o tempo de viagem para ler ou meditar? Para alguns atletas e aficionados em exercícios, é útil e vale a pena ter um monitor portátil de coração, um aspecto integrante do seu treinamento; para outros, isso é um equipamento superficial, quase sem valor. O que você acha?

Quando começar a sentir os inúmeros benefícios de uma mudança de consciência para um mundo físico mais simples, talvez você fique mais motivado a fazer o mesmo em outros aspectos da sua vida. Dê uma olhada no seu meio ambiente, na sua alimentação, nos relacionamentos, na carreira, nos seus bens materiais. O que você pode deixar de lado, para criar um estilo de vida menos complicado? Ao notar isso, você estará começando a criar muito mais felicidade na sua vida, seguindo a abordagem do menos é mais: uma refeição simples, um dia simples, um lar simples. Há menos coisas com as quais se preocupar; nem importa muito quando o seu carro, de dez anos de idade e sem acessórios, leva um arranhão no estacionamento. Um computador, para alguns, é essencial; para outros, é um brinquedo caro que pode ser dispensado.

Criar simplicidade num mundo complexo não é fácil. Requer uma reavaliação das prioridades e uma disposição de esvaziar os bolsos para encher a alma. Um corte no salário pode significar mais horas com a família, horas de qualidade com os seus passatempos, e menos comoção em todos os setores, mesmo havendo menos dinheiro sobrando no fim do mês. Isso requer que se entre em acordo com uma questão muito mais profunda e espiritual: "Quanto é o suficiente?", ao contrário de "Quanto posso ganhar?". Talvez signifique aprender a viver com simplicidade, para simplesmente viver.

Use os seguintes exercícios que o ajudarão a cultivar seu talento interior e a alimentar e reforçar a simplicidade em tudo o que faz. Lembre-se, também, de que você deve preceder seus exercícios ou atividades esportivas diárias de uma sessão de dez minutos de visualização e respiração na Mente Tao, a fim de se descontrair e se concentrar em como gostaria de atuar em seu regime de exercícios.

A. OBSERVAÇÃO DA RESPIRAÇÃO

Outra vez, no descontraído estado da Mente Tao, com os olhos fechados:

- Inspire devagar pelo nariz e observe, com os olhos fechados, a "nuvem branca" encher completamente seus pulmões.

- Suspenda a respiração por alguns segundos (de três a cinco) e observe o ar limpo indo para todas as extremidades do seu corpo.

- Expire e observe a "nuvem enfumaçada e sem oxigênio" saindo pelo nariz como dióxido de carbono. Veja-a dissolver-se e desaparecer.
- Suspenda a respiração por alguns segundos (de três a cinco) e imagine o vazio em seus pulmões.
- Repita esse processo de observar a respiração umas dez vezes ou mais e note a calma descontração que toma conta de você.

B. VISUALIZAÇÃO

Outra vez, no descontraído estado da Mente Tao, com os olhos fechados:

- *Imagine* quando você começou a praticar um esporte ou a fazer exercícios, pela primeira vez.
- *Identifique* as razões simples e básicas pelas quais participou, por que gostou dele.
- *Sinta* outra vez a alegria, religando-se com esse objetivo original.
- *Tome* um aspecto da sua atividade física e sinta todo o seu prazer.
- *Saboreie!*
- *Sinta* o seu Qi fluindo pelo seu corpo.
- *Sorria* e sinta-se livre, sabendo que isso é a essência.

C. AFIRMAÇÕES

Lembre-se de que o que segue são exemplos de afirmações que reforçam as lições do Tao a serem aprendidas. Nas linhas em branco, crie algumas afirmações que sejam pessoais e relevantes à sua jornada. Faça experiências, e divirta-se ao fazê-lo; use bem os cartões do fichário, colocando suas afirmações em vários lugares. Recite-as também para si mesmo durante a visualização, e visualize o que as palavras na verdade querem dizer.

A cada dia, abro mão de mais uma quinquilharia desnecessária na minha vida.

Digiro tudo o que me é dado para pensar e guardo somente a essência.

Valorizo minha lucidez e não estou interessado em acumular coisas.

Gosto de ser simples e livre!

_____

_____

_____

D. APLICAÇÃO DA SABEDORIA ANTIGA

Use a seguinte mudança pragmática de atitude para ajudar você a reestruturar a visão conceitual que você tem do mundo à sua volta:

Dois símbolos chineses exemplificam a essência do Tao: P'u e Ssu (Bloco Não-Esculpido e Seda Não-Tingida). Antes de fazer uma escultura num bloco de madeira e tingir a seda pura nas cores do arco-íris, contemple a beleza natural da simples essência original da madeira e da seda. Antes de tentar impressionar os outros com suas proezas e suas sedas, nos esportes ou nos exercícios, volte à apreciação original de cada simples rotina e movimento do exercício. Volte à primeira descoberta, à alegria e ao deleite da sua primeira tentativa de executar o movimento. Medite interiormente, por alguns instantes, a respeito das imagens do Bloco Não-Esculpido e da Seda Não-Tingida em você mesmo, antes de ir em frente com as rotinas do esporte ou dos exercícios. Comece outra vez, com deleite e simplicidade infantis. Recupere o senso de deslumbramento.

Coloque suas Palavras em Ação

Neste capítulo, gostaríamos que você considerasse a possibilidade de ser um exemplo, para os outros, das lições, verdades e posições mentais do Tao aprendidas nesta jornada de percepção interior. Ao agir assim, você será um instrumento para guiar os outros até um mundo que tenha sentido, tanto nos esportes, quanto nos exercícios e em outras áreas da vida. Ao ser um bom exemplo, você está dando a si mesmo e aos outros a oportunidade de praticar e consolidar as lições aprendidas, ao chegar à fase final, rumo ao seu eu interior.

Na caligrafia chinesa, os caracteres usados para representar o conceito e um exemplo a ser seguido encorajam-no a seguir atrás dos rastros feitos pelas rodas de um veículo que guia e lidera, mais ou menos como o respeito que se deve a quem nos abriu o caminho. O Tao nos manda adotar o modo natural, tornando-nos um modelo para todos. Quando você "coloca suas palavras em ação", seu impacto sobre os outros será enorme, e, de acordo com o ideal de Confúcio, estará refletindo a "pessoa superior". Se não superior, você estará, com certeza, sendo congruente, mostrando integridade e sendo um exemplo do seu Tao da boa forma interior, reforçando tudo o que aprendeu nessa sagrada jornada sem fim.

Em certo sentido, você se torna um servo sagrado, ajudando outros a se tornarem mais ricos espiritualmente. Usando o jogo de tênis como metáfora, você "serve" a bola como uma oferenda, dando início ao jogo, o jogo da boa forma interior no jogo máximo da vida. Quando alguém está pronto para receber o seu serviço, ele revida a jogada, e você, por sua vez, recebe a oferta nessa dança de dar e receber que envolve corpo, mente e espírito.

Ao colocar suas palavras em ação, você permite que outros não só conheçam a sua jornada, mas também a transforma numa experiência na vida deles. Quando está cheio de energia positiva, você acumula um poder interior que precisa se expandir até os outros; ele não pode ser restrito. Quando você o compartilha com outros, eles enchem o seu "tanque espiritual", fazendo com que a energia volte para você, completando o circuito.

O *Tao da Boa Forma Interior* é uma jornada que o ajuda naturalmente a se tornar um mestre a serviço de outros. A fim de auxiliá-lo a colocar suas palavras em ação e influenciar outros, você deveria criar um meio ambiente de aprendizado seguro, não ameaçador, e incitar outros a seguir assim pela vida toda. Você pode conseguir isso tornando-se mais consciente das implicações de todos os seus atos, palavras e movimentos. Uma tal atenção, um estado de consciência relaxada, poderá ajudá-lo a ficar mais sensível aos outros, evitando falar a respeito de seus sucessos atléticos e desportivos com pessoas que estejam sofrendo reveses e fracassos. Isso pode ensiná-lo a se lembrar de seus próprios fracassos nas horas de sucesso, e ajudá-lo a instilar nos outros a grandeza deles mesmos, nas horas de fracasso.

Para colocar suas palavras em ação, tenha a coragem de ser quem você realmente é e, de vez em quando, aventure-se no desconhecido, sem medo do risco de expor suas inevitáveis falhas. Ao fazer isso, você ganhará a lealdade dos outros, receberá seus elogios e fará com que eles o sigam, enquanto você age e atua a partir do seu âmago mais profundo, do seu verdadeiro eu espiritual. Bem-vindo ao lar e prepare-se para uma comemoração, na Parte 3.

Use os seguintes exercícios que o ajudarão a cultivar seu talento interior, e a alimentar e reforçar o conceito de servir de exemplo, a habilidade de colocar suas palavras em ação. Lembre-se, também, de que você deve preceder seus exercícios ou atividades esportivas diárias de uma sessão de dez minutos de visualização e respiração na Mente Tao, a fim de se descontrair e se concentrar no modo como você gostaria de agir em seu regime de exercícios.

A. OBSERVAÇÃO DA RESPIRAÇÃO

Outra vez, no descontraído estado da Mente Tao, com os olhos fechados:

- Inspire devagar pelo nariz e observe, com os olhos fechados, a "nuvem branca" encher completamente seus pulmões.

- Suspenda a respiração por alguns segundos (de três a cinco) e observe o ar limpo indo para todas as extremidades do seu corpo.

- Expire e observe a "nuvem enfumaçada e sem oxigênio" saindo pelo nariz como dióxido de carbono. Veja-a dissolver-se e desaparecer.
- Suspenda a respiração por alguns segundos (de três a cinco) e imagine o vazio em seus pulmões.
- Repita esse processo de observar a respiração umas dez vezes ou mais e note a calma descontração que toma conta de você.

B. VISUALIZAÇÃO

Outra vez, no descontraído estado da Mente Tao, com os olhos fechados:

- *Veja* a si mesmo numa situação competitiva, com você mesmo ou com outros.
- *Questione* sua habilidade e seu valor nessa situação, e então
- *Diga* para você mesmo: "Estou espiritualmente em boa forma, e ninguém pode me tirar isso."
- *Veja* como você coloca suas palavras em ação e mostra confiança na sua capacidade.
- *Sinta* a alegria de mostrar sua integridade e de atuar tão bem.
- *Sinta* seu poder interior, que vem demonstrar seu nível de boa forma espiritual, de crer no eu.

C. AFIRMAÇÕES

Lembre-se de que o que segue são exemplos de afirmações que reforçam as lições do Tao a serem aprendidas. Nas linhas em branco, crie algumas afirmações que sejam pessoais e relevantes à sua jornada. Faça experiências, e divirta-se ao fazê-lo; use bem os cartões do fichário, colocando suas afirmações em vários lugares. Recite-as também para si mesmo durante a visualização, e visualize o que as palavras na verdade querem dizer.

Aceito o desafio de ser uma influência positiva para os outros.

Gosto do que faço com o meu corpo — combina bem com minha mente positiva e o meu espírito ativo.

Coloco minhas palavras em ação.

_____

_____

_____

D. APLICAÇÃO DA SABEDORIA ANTIGA

Use a seguinte mudança pragmática de atitude para ajudar você a reestruturar a visão conceitual que você tem do mundo à sua volta:

Você está fazendo o que pede que os outros façam, ao treiná-los nessa rotina de exercícios e esportes? A metáfora chinesa de Flor-Espelho-Água-Lua é uma meditação que vem muito a propósito. Imagine a impossibilidade de um espelho enganador, lisonjeando um buquê de flores murchas, ou da água, refletindo uma lua cheia quando ela está minguando. Tente fazer seu programa combinar com aquilo que você quer e de que fala para os outros. Pare um momento para recuperar seu verdadeiro sentido de bem-estar e reafirmar sua coerência interior.

Coopere com os Ritmos da Natureza

De acordo com o Tao, quando você coopera com seus ritmos naturais, descobre o que é correto, encontra bondade, compreende o que precisa ser conhecido e cria harmonia na sua vida. Por meio desse processo de boa forma interior aconselhado pelo Tao, você fica mais capaz de identificar e cultivar seus ritmos naturais. Lao Tzu recomenda que você defenda fortemente o que acredita ser verdade para si mesmo e creia em si mesmo sem fazer concessões. Confie no seu poder natural interior e use-o.

No plano físico, é bom lembrar-se de que você nasceu animal. Como todos os animais, você tem uma ligação bem profunda com a vida física natural, como ela deveria ser. Ao ser fiel a essa sua parte, você pode realizar a sua própria natureza. Observe como os animais seguem a maneira da natureza. Eles não fazem exercícios; não pensam, não planejam, não discutem a respeito; apenas se movimentam naturalmente. Eles cooperam com os ritmos da natureza e, instintivamente, compreendem que é bem natural estar em conexão com tarefas físicas. Ao continuar sua jornada de boa forma interior, saiba que o ato de retornar a esse eu natural e físico, a sua verdadeira natureza, é um ato divino em si e por si mesmo.

Quando o seu eu natural é redescoberto, você retorna com alegria para onde começou a sentir o livre fluxo da energia natural. Para corroborar com esse fluxo livre da energia, assegure-se de não interferir com o que está acontecendo naturalmente; aprenda a conservar energia, aproveitando e reconhecendo as forças naturais de poder, interiores e exteriores. Dê-se conta de que o poder da vida é intrínseco e tudo penetra. Assenhore-se do poder e use-o. Você pode fazê-lo observando como voam os pássaros, como correm as corças, como nadam os peixes, sem esforço, com perfeita eficácia.

Você precisa aplicar esses pensamentos e idéias ao seu regime físico. Por exemplo, se lutar para forçar seus músculos a trabalhar, ou para provar como você é forte, logo ficará cansado. Quando estiver fazendo um exercício, em vez de aplicar o poder da força, concentre-se em deixar os músculos macios mas firmes e imagine-os funcionando juntos, tornando-o forte. Em vez de remar o barco, tente levantar as velas, para pegar a energia do vento e governá-lo, esse poder bem maior do que você. Quando começar a sentir isso por dentro, você começará a transpor o que antes parecia ser uma barreira intransponível, cooperando com o seu eu mais natural.

Aprenda a cooperar com a sua natureza e tente descobrir a "dança" na qual você coreografa um programa de esportes ou de exercícios que complementa o que você é, e não o que deveria ser. Não é natural fazer autocrítica durante essa dança; crie, em vez disso, afirmações positivas que alimentem o seu eu natural. Esse modo natural encoraja-o a flutuar até o topo, em vez de fazer força para subir. Lembre-se de que o seu corpo tem uma sabedoria inata; conheça a sua natureza, onde estão as tensões e como aliviá-las. Descubra o "Gingado do Tai Ji", que ajuda você a deixar de lado todos os bloqueios mentais e barreiras do passado que o impedem de dançar espontaneamente. Seu freio de controle mental precisa se soltar, para que o seu corpo consiga se mover e funcionar de modo apropriado. Quando isso ocorrer, seu caminho físico natural começará a se alargar e a se expandir, e permitirá que você desfrute o puro espírito da diversão, esse mágico local sagrado que passou a ser conhecido como experiência de pico.

Use os seguintes exercícios que o ajudarão a cultivar seu talento interior e a coordenar seus ritmos naturais. Lembre-se, também, de que você deve preceder seus exercícios ou atividades esportivas diárias de uma sessão de dez minutos de visualização e respiração na Mente Tao, a fim de se descontrair e se concentrar no modo como você gostaria de agir no seu regime de exercícios.

A. OBSERVAÇÃO DA RESPIRAÇÃO

Outra vez, no descontraído estado da Mente Tao, com os olhos fechados:

- Inspire devagar pelo nariz e observe, com os olhos fechados, a "nuvem branca" encher completamente seus pulmões.

- Suspenda a respiração por alguns segundos (de três a cinco) e observe o ar limpo indo para todas as extremidades do seu corpo.

- Expire e observe a "nuvem enfumaçada e sem oxigênio" saindo pelo nariz como dióxido de carbono. Veja-a dissolver-se e desaparecer.

- Suspenda a respiração por alguns segundos (de três a cinco) e imagine o vazio em seus pulmões.
- Repita esse processo de observar a respiração umas dez vezes ou mais e note a calma descontração que toma conta de você.

B. VISUALIZAÇÃO

Outra vez, no descontraído estado da Mente Tao, com os olhos fechados:

- *Veja* a si mesmo no seu esporte ou programa de exercícios.
- *Diga* a si mesmo que você é o dançarino da vida.
- *Flutue* pela sua atividade sem fazer esforço.
- *Recapture* a inocência das brincadeiras infantis.
- *Sinta-se* livre como um pássaro, uma corça, um peixe.
- *Aproveite* a sua volta à natureza, ao animal que você é.

C. AFIRMAÇÕES

Lembre-se de que o que segue são exemplos de afirmações que reforçam as lições do Tao a serem aprendidas. Nas linhas em branco, crie algumas afirmações que sejam pessoais e relevantes à sua jornada. Faça experiências, e divirta-se ao fazê-lo; use bem os cartões do fichário, colocando suas afirmações em vários lugares. Recite-as também para si mesmo durante a visualização, e visualize o que as palavras na verdade querem dizer.

Personifico meu poder animal; por nascimento, é o meu direito natural.

Sigo a minha natureza, estou em sintonia com o seu ritmo.

Ouço a música das esferas. Estou perfeitamente sintonizado.

Nado com a corrente, pego o vento e velejo.

Sou a música. Sou o dançarino e a dança!

D. APLICAÇÃO DA SABEDORIA ANTIGA

Use a seguinte mudança pragmática de atitude para ajudar você a reestruturar a visão conceitual que você tem do mundo à sua volta:

> *Mais uma vez, coloque sua música favorita para dançar e seja o seu próprio coreógrafo; dê ao seu corpo especial e às suas idiossincrasias os movimentos mais naturais. Desfrute a dança com naturalidade, exatamente da maneira como você é, enquanto redescobre o seu próprio ritmo e fluxo interiores. Seja o "tigre" que você é: abrace seu poder individual de ser. Regozije-se com esse auto-reconhecimento e fique orgulhoso da integridade (Te) ao honrar o seu eu verdadeiro. Volte à sensação maravilhosa de total auto-aceitação, com orgulho e alegria. Leve esse espírito ao seu próximo movimento na rotina esportiva ou de exercícios.*

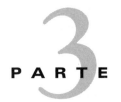

PARTE 3

Retorno ao Lar

Uma Reunião de Corpo, Mente e Espírito

Você esteve fazendo uma jornada de boa forma interior. Agora é hora de voltar para casa, para o seu conhecido eu espiritual, para notar como está mudado. Você aprendeu muitas coisas novas enquanto estava fora. Retornando à montanha, ela ainda é a mesma, mas você agora a vê de uma maneira mais sagrada, mais dinâmica. Bem-vindo ao seu centro, ao seu coração, ao seu âmago espiritual, onde você é agora uma coisa só com o Tao, com a maneira da verdade natural, com a maneira como as coisas deveriam ser. Se estiver em uma piscina, lago, rio ou oceano, em uma quadra, campo, trilha ou encosta de montanha, dê a si mesmo tempo para voltar ao lar diariamente, durante sua hora de solidão, sem interrupções, e concentre sua atenção na sua vida – um tempo para renovação pessoal interior.

Nesta última parte, contemplaremos os infindáveis caminhos da autodescoberta, onde o seu despertar interior é uma jornada sem destino. Desfrutaremos então a reunião do seu caminho físico-mental-espiritual com uma metáfora chamada Dança com as Corças, um encontro físico do tipo espiritual, uma dança mística de corpo, mente e espírito.

A Jornada é Melhor do que a Pousada

Até agora, apresentamos um caminho virtual para exercitar o corpo e o espírito, a fim de ajudá-lo a ir além dos esportes e dos exercícios. Daqui por diante, pedimos que você continue por si mesmo a viajar nessa infinita jornada da boa forma interior e da descoberta de si mesmo, usando o livro como um fiel companheiro.

Você precisa saber que é alguém que está buscando; é por isso que você se lançou nesse caminho sem fim da descoberta de si mesmo. Você busca respostas para as perguntas profundas e sagradas da vida, e dá-se conta de como é difícil descobrir o sagrado no cotidiano e, ainda assim, não se desencoraja, porque há um sentimento de espiritualidade nessa busca. Essencialmente, é bom buscar simplesmente e, às vezes, sentir os caminhos, as revelações e as epifanias que são parte integrante da jornada. Como disse Cervantes: "A jornada é melhor do que a pousada." Você também se dá conta de que exercitar seu espírito não é um produto acabado, algo que você atinge, e depois repousa para sempre sobre seus lauréis sagrados. Este livro, esperamos, deu-lhe o impulso inicial para você seguir na direção da vida do corpo, da mente e do espírito, e acendeu dentro de você a paixão para ir sempre em frente.

A esta altura da jornada, você retornou ao "lar", lugar aonde todas as jornadas espirituais levam, para o seu profundo centro, para o seu coração. O lar é onde está o coração, um lugar onde seu jogo é parte de sua alma, um reflexo total do seu verdadeiro espírito. Agora você está pronto para criar ramificações a partir de uma base segura e confortável e fazer inúmeras e freqüentes paradas na terra sagrada do corpo-mente-espírito com sua atividade física, não como um ato de adoração ou de dissertação filosófica, mas além, sentindo ao vivo o Tao em ação. Seu retorno coerente ao modo de vida do Tao da boa forma interior renova você e cria profundos sentimentos de tranqüilidade, serenidade e total bem-estar, longe das mundanas realidades naturais da vida cotidiana.

Ao abrir caminho nessa trilha infindável, na sua jornada sagrada sem destino, queremos encorajá-lo a ir além do lhe que estamos oferecendo neste livro. Nosso sonho é que o nosso trabalho em conjunto estimule em você uma perspectiva ainda maior de esportes e exercícios, de modo que você, o estudante, possa agora ser o mentor, ajudando outros a ficarem atentos a esse e a outros caminhos semelhantes.

Queremos encorajá-lo a ver este livro como um guia, não como uma doutrina. O propósito dele foi fazer com que seus pés se voltassem para a direção correta. Há muitos caminhos e afluentes saindo da estrada principal. Sabemos que, uma vez que você comece, criará e projetará programas que convenham à sua necessidade. Queremos que você faça isso.

Ao falar com outras pessoas a respeito do *Tao da Boa Forma Interior*, não lisonjeie nem faça proselitismo; algumas pessoas podem ficar ofendidas com a idéia de sintonizar o físico com o sagrado. Se você se sente bem com o que faz, isso é o suficiente. Você não pode explicar os seus sentimentos a outra pessoa; isso precisa ser vivenciado.

Talvez queira convidar crianças e amigos a se juntarem a você numa sessão modificada de exercício, usando isso como uma abertura para o crescimento interior. As alegrias e a inspiração que se sente numa vigorosa caminhada pela natureza são ilimitadas. Há muitas lições de profundo crescimento espiritual a serem aprendidas que usam acontecimentos naturais como metáforas; respeito pela vida, cuidado da terra, os ciclos da natureza e outros conhecimentos sagrados, enquanto que você planta as sementes de paz, do amor e da compreensão. Isso se torna, então, uma maneira de unir mais a família, fazendo o que chamamos de caminhada espiritual.

Lembre-se, também, de ver humor em tudo isso. Por alguma razão, muitas pessoas acham que crescimento interior é algo sério, e que o sagrado e o riso são mutuamente exclusivos. Que infelicidade! O *Tao Te Ching* nos faz lembrar de cultivar o sentimento natural do riso alegre em tudo o que fazemos. É interessante como o Tao é, muitas vezes, chamado de o caminho do riso. Buda acorda todos os dias com uma risada feliz, com ritmo e dança. Quando você não se leva muito a sério, sua alma voa alto. Imagine-se com os braços bem abertos, as pernas se movimentando, o rosto voltado para o alto, rindo como folhas de bambu ao vento; ou melhor ainda, faça isso agora mesmo e veja como você se sente. Coloque uma música de sua preferência, sons revigorantes de tambores ressoando em harmonia. Ao fazer isso, você, na verdade, está estimulando a liberação de opiáceos endógenos, a droga natural do corpo que faz com que você se sinta bem, o melhor remédio para uma miríade de doenças espirituais e emocionais. O riso restaura a nossa perspectiva e mantém o coração aberto para as energias espirituais entrarem aos borbotões. Comece a buscar maneiras de colocar sua jornada sagrada de molho numa tigela de risos.

Vamos agora em frente, experimentar um encontro físico do tipo espiritual, deixando a metáfora real da Dança com as Corças nos guiar até a celebração de nosso próprio corpo-mente-espírito.

A Dança com as Corças

Eu gostaria que você imaginasse como seria integrar seu corpo-mente-espírito enquanto caminha (ou corre, ou pedala, ou…) pelo caminho natural de exercitar o corpo para exercitar o espírito. Quando o fizer, começará lentamente a abrir mão da ilusão de controle e a fazer todos os seus exercícios físicos com um senso mais profundo e interior de maravilha, satisfação e alegria. Isso pode acontecer quando você caminha por montanhas e florestas, flui com os rios, canta com as cachoeiras, tentando impelir sua mente e seu espírito a novas alturas, conectando-se com um poder mais elevado, o espírito de estar verdadeiramente vivo. Uma freira católica afirmou certa vez que nunca se sentia mais ligada com seu Criador do que quando corria pelos campos mais naturais.

Nesta seção de encerramento, você terá um encontro mágico do tipo espiritual, que pode ocorrer enquanto você dança e brinca nas montanhas, no céu, no mar, com as corças, com as águias, as baleias e os golfinhos, e recaptura a inocência e a maravilha da infância, um processo de êxtase momentâneo, uma zona de conexão calma e apaixonada com o seu eu mais íntimo, enquanto animais de quatro patas e de duas pernas brincam juntos.

Esta é uma metáfora sobre sentir realmente a vida, embarcando numa experiência físico-espiritual máxima e dançando ao som de seus próprios ritmos e batidas interiores, à sua própria moda, em seus próprios termos. Você começa a se sentir cada vez melhor a respeito de si mesmo e da sua opção de tirar um tempo para celebrar a dádiva da vida física. Você começará a sentir a magia da rendição total quando seu corpo se transforma num templo e você deixa de ser uma pessoa sem um lar espiritual. Não estando mais separado do seu corpo, você se torna, outra vez, uma coisa só com os ritmos da natureza e se sente, de algum modo, sincronizado com eles, como o físico deveria ser, quando se coordena corpo, mente e espírito. Com essa experiência, você entra em contato, talvez pela primeira vez, com a beleza de estar vivo e com a verdade sobre o espectro completo da boa forma para o jogo máximo da vida, quando você "dança com as corças".

Dançar com as corças é a experiência mística real que inspirou este livro; é a metáfora perfeita para dominar o jogo do atletismo, do exercício e da vida. Alguém certa vez perguntou: "Exercícios são maçantes. Como é que alguém pode fazer exercícios todos os dias?" Não há como responder a essa opinião ou como responder a essa pergunta. Basta experimentar o êxtase e a alegria, a leveza sem compromisso, a calma tranqüila e a vulnerabilidade que esse movimento e brincadeira criam. Para mim (Jerry), "dançar" montanha acima, no meu estado de Mente Tao, aguça os meus sentidos e cria uma oportunidade de brincar como uma criança. Tento não ponderar muito tempo sobre isso: será que alcançarei o cume? Vai doer? Em vez disso, concentro-me nas minhas experiências físicas com esse povo, esses seres de quatro patas, que me lançam de volta ao primitivo, enquanto deslizam montanha acima, dançando sem esforço, dançando por sobre cada uma das sucessivas cristas. Eu apenas tento segui-las, esperando que brinquem comigo. Algumas vezes isso acontece; outras vezes não.

Uma vez, eu estava correndo atrás de uma manada quando um veado jovem parou de repente e começou a correr na minha direção, para me atacar. No início, fiquei assustado pelo movimento agressivo, mas depois me dei conta de que era tudo parte da brincadeira; o animal estava me convidando para entrar no jogo; eu entrei e flutuamos juntos pelas vastas e majestosas pastagens das montanhas. Eu era um deles; eu era uma das corças. Transformei-me num bom animal, totalmente unificado com a natureza, em contato com um sentido maior do eu, sentindo a magia de viver o momento e deixar tudo totalmente de lado.

Continuando minha jornada pelas cristas da montanha, observei, pairando lá em cima, um gavião que provavelmente pensou que eu era um louco. Eu sabia que era um gavião do rabo vermelho por causa da luz do poente, refletida em suas penas cor de escarlate, enquanto ele deslizava sem esforço pelas correntes de ar. Continuei a dançar e a fluir pelos desfiladeiros escarpados e pelas ravinas, sentindo o aroma medicinal das enormes matas de eucaliptos. Eu podia ouvir o som abafado do trovão a distância... Foi algo subliminar. O céu do Ocidente era de um azul cintilante, mudando para laranja e vermelho profundo. Enroscando-se pela atmosfera, a luz do sol criava uma claridade muito forte com todas as coisas. Ao cair do sol, os gaios azuis avisaram-me da proximidade da noite. A lua, em todo o seu brilho, banha a montanha com um lustro prateado.

Sobre outra escarpa, no pico do poente, vi um lince meio desconfiado, uma pacífica jibóia, imóvel, e outra manada brincalhona de corças. Fiquei imaginando para onde estariam indo — de onde vinham. Continuei com as corças, galopando morro acima, e só nesse momento me dei conta de que eu estava bem no pico, quase em total escuridão. Obviamente, atingir o pico de qualquer coisa é considerado o máximo do sucesso. Nessa hora, porém, vitória, para mim, foi a alegria, a emoção, a harmonia e o fluxo que senti no esforço para chegar àquele pico. Sou um ser humano, não um fazer humano. Essa experiência física me forçou a "ser" aqui, no agora, durante um Tai Ji, vivenciando uma abertura, uma vulnerabilidade, uma gentileza que fizeram com que eu sentisse o céu daquele pico, com a terra sob meus pés, as brisas, o fogo (minha paixão) e a água da vida. Gosto de ficar aberto ao que corre por mim: meus pensamentos, alegrias, tristezas, felicidade, frustrações. Gosto de sentir tudo e, assim fazendo, sentir-me vivo.

Chungliang reafirma essa transferência de metáfora. Todas as vezes que nós nos encontramos no Instituto Esalen de Big Sur, onde Chungliang desfrutou muitos anos aprendendo com o mitologista Joseph Campbell, este corpo-mito pelo qual vivemos se recria nas montanhas que estão sobre a espetacular rodovia costeira da Califórnia; em cada viagem de volta para casa, de Big Sur a Santa Cruz, tiro um tempo no cebolão, paro e danço com as corças, contemplando o trabalho criativo do dia e os esforços colaboradores com Chungliang.

Esses encontros mágicos estão à disposição de todos nós. Caso você dance com um animal, ou com alguém que você ama, ou apenas com você mesmo, você estará recapturando os benefícios físicos e emocionais de brincar como uma criança, desfrutando o processo que essa dança do espírito tem a oferecer. Essa é a essência dessa dança Tai Ji, na qual o físico realça o espiritual, e você começa a ampliar o seu foco, à medida que os efeitos globais dessa jornada sagrada ficam mais evidentes.

Agora você está pronto para empreender a sua própria jornada físico-espiritual, experiência sagrada máxima. Comece seu esporte ou rotina de exercício com um entusiasmo renovado, com uma mudança de idéias e de coração, celebrando o verdadeiro significado do exercício e do movimento como o puro espírito da brincadeira. Descubra o que o espera, quando você se liberta da análise, do julgamento, do criticismo e da perfeição, quando seu corpo se torna um templo sagrado, em ordem com o seu mundo físico natural.

Mergulhe no lugar onde mente e pensamento não existem, a Mente Tao, um lugar seguro, sem a interferência de atitudes e comportamentos passados. Deixe que a terra se torne a sua tela e a natureza o seu estúdio. Eis o caminho divertido da menor resistência, quando você se torna totalmente natural e chega a um ponto no qual vive o Tao. Vá em frente! Faça-o!

A DANÇA COM AS CORÇAS

Sinta-se cheio de poder; você tem, dentro de si mesmo todo o necessário para sentir que está numa boa forma consciente, para *estar* em boa forma física. Divirta-se, sabendo que, na verdade, não existe outro objetivo, além de manter e desfrutar seu esporte e atividade física sem esforço, e torne-se mais desperto pessoalmente, para desfrutar a dança do corpo, da mente e do espírito — a mágica dança da vida.

MEDITAÇÃO NA AÇÃO

Chögyam Trungpa

A busca pela compreensão do funcionamento da mente humana é tão antiga quanto a humanidade. A prática da meditação proporciona um meio intuitivo e simples, embora profundo, de obter essa compreensão mediante a observação do nosso mundo e de nós mesmos. Sentar em meditação e permitir que imagens mentais, conceitos e emoções surjam para desaparecer em seguida leva à verdadeira descoberta da formação da nossa psique. Dessa maneira, o mundo dos pensamentos e o mundo da ação se interligam, possibilitando a observação direta da nossa experiência, sem disfarces conceituais.

Se a prática da meditação for encarada como uma atividade puramente religiosa, ficaremos perdidos. Chamar alguma coisa de "religiosa" implica a existência de uma outra realidade "leiga", separada. Contudo, na prática da meditação, o sagrado e o profano se confundem; nossa experiência é vista, antes de mais nada, como a base de tudo o que é real.

A opinião de Chögyam Trungpa sobre a meditação é diretamente significativa para a nossa vida no "aqui-e-agora" da nossa experiência. Sua introdução à meditação e sua aplicação ao nosso mundo cotidiano de ação mostram-nos a possibilidade de viver saudavelmente as nossas vidas, compreendendo-nos a nós mesmos e demonstrando compaixão para com os demais.

EDITORA CULTRIX

O CAMINHO DA HABILIDADE

Tarthang Tulku

É no trabalho que podemos descobrir o sentido de realização que torna a vida digna de ser vivida. Hoje, no entanto, para a maioria das pessoas, o trabalho perdeu seu poder de inspiração, passando a ser encarado apenas como uma parte necessária, embora frustrante, de nossas vidas. *O caminho da habilidade*, pelo contrário, mostra-nos como reavivar a alegria de trabalhar e de cultivar a riqueza do nosso ser interior, de modo que toda experiência se transforme num desafio, num convite para viver em toda a extensão do nosso potencial humano.

Tarthang Tulku, um lama do Tibete Oriental, combinou os conhecimentos adquiridos em seu treinamento tradicional com a experiência que conquistou ao trabalhar em íntimo contato com os ocidentais ao longo destes últimos dez anos. Baseado em suas observações, *O caminho da habilidade* é um guia prático para todos os que desejam trabalhar com consciência e prazer.

***

De Tarthang Tulku, a Editora Cultrix/Pensamento já publicou *Gestos de Equilíbrio*, *Kum Nye — Técnicas de relaxamento* (2 vols.), *A expansão da mente* e *A mente oculta da liberdade*.

EDITORA CULTRIX

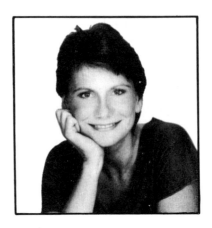

VISUALIZAÇÃO CRIATIVA

SHAKTI GAWAIN

Best-Seller internacional, com mais de meio milhão de exemplares vendidos, *Visualização Criativa* contém meditações, exercícios e técnicas que podem passar a fazer parte da sua rotina diária, para aumentar seu domínio pessoal sobre a vida.

Este livro ensina a usar sua imaginação criativa natural de uma maneira cada vez mais consciente, como uma técnica capaz de criar aquilo que cada um deseja: amor, realização pessoal, alegria, relacionamentos gratificantes, trabalho compensador, expressão própria, saúde, vitalidade, beleza, prosperidade, harmonia, paz interior...

O método aqui apresentado por Shakti Gawain tem sido usado com sucesso nas áreas da saúde, da educação, dos negócios, bem como no atletismo e nas artes criativas.

Mágico, no sentido mais elevado e mais realista do termo, o método aqui apresentado pela autora envolve a compreensão dos princípios naturais que governam as forças do Universo e ensina como utilizá-los para mudar radical e positivamente o seu modo de viver.

EDITORA PENSAMENTO

A ARTE CAVALHEIRESCA DO ARQUEIRO ZEN

Eugen Herrigel

"Sentei-me numa almofada, diante do mestre que, em silêncio, me ofereceu chá. Permanecemos assim durante longos momentos. O único ruído que se ouvia era o do vapor da água fervendo na chaleira. Por fim, o mestre se levantou e fez sinal para que eu o acompanhasse. O local dos exercícios estava feericamente iluminado. O mestre me pediu para fixar uma haste de incenso, longa e delgada como uma agulha de tricotar, na areia diante do alvo. Porém, o local onde ele se encontrava não estava iluminado pelas lâmpadas elétricas, mas pela pálida incandescência da vela delgada, que lhe mostrava apenas os contornos. O mestre *dançou* a cerimônia. Sua primeira flecha partiu da intensa claridade em direção da noite profunda. Pelo ruído do impacto, percebi que atingira o alvo, o que também ocorreu com o segundo tiro. Quando acendi a lâmpada que iluminava o alvo constatei, estupefacto, que não só a primeira flecha acertara o centro do alvo, como a segunda também o havia atingido, tão rente à primeira, que lhe cortara um pedaço, no sentido do comprimento."

Trazendo o fantástico para o nível do real, esta é uma página deste livro surpreendente, no qual o filósofo alemão Eugen Herrigel conta a sua extraordinária experiência como discípulo de um mestre Zen, com quem aprendeu a arte de atirar com arco, durante os anos em que viveu no Japão como professor da Universidade de Tohoku.

Sem dúvida — como afirma na introdução o professor D. T. Suzuki — um livro maravilhoso que, graças à limpidez de seu estilo, ajudará o leitor do Ocidente a "penetrar na essência dessa experiência oriental, até agora tão pouco acessível aos ocidentais".

EDITORA PENSAMENTO

O ATLETA INTERIOR
COMO ATINGIR A PLENITUDE DO SEU POTENCIAL FÍSICO E ESPIRITUAL

Dan Millman

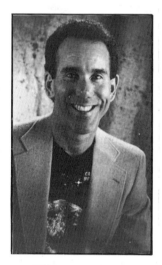

Dentro de cada um de nós há um atleta natural esperando para nascer.

Este novo livro de Dan Millman mostra como aprimorar habilidades, acelerar a aprendizagem e fazer uso do seu potencial — não apenas nos esportes como na vida diária —, transformando o treinamento num caminho de crescimento e de descoberta pessoal.

Dan Millman é ex-campeão mundial de trampolim, ginasta incluído no *Hall of Fame*, treinador e professor universitário. Seus livros têm inspirado milhões de leitores.

* * *

Os dicionários definem um atleta como "alguém que se envolve ou compete em exercícios ou jogos de agilidade, de força, de resistência física etc." A arena do atleta *interior* tem uma significação e um escopo bem mais amplos. Além de praticar habilidades físicas, os atletas interiores desenvolvem qualidades mentais e emocionais que, ao contrário da maioria das habilidades físicas especializadas, podem aplicar-se a todos os aspectos da vida.

Este livro serve a um duplo propósito: em primeiro lugar, para oferecer princípios, perspectivas e práticas concebidos para ampliar o escopo do treinamento interior; e, em segundo, para ajudar o leitor a alcançar a excelência no seu campo de atividade, seja ele qual for.

EDITORA PENSAMENTO